영어권 의료관광 문화의 이해

본 과제(결과물)는 교육과학기술부의 재원으로 한국연구재단의 지원을 받아 수행된 광역경제권 선도산업 인재양성사업의 연구결과입니다.

영어권 의료관광 문화의 이해

| 권은경 지음 |

小花

차례

VII. 의료관광의 인바운드 국가들 … 79

I. 서론

한국의 문화 정서에서 오랫동안 의료 분야는 국민의 건강 기본권을 보장하기 위해 공적 제도로 유지되어야 하는 것으로 당연시되어 왔다. 그러나 세계 경제가 글로벌화하면서 의료계에도 산업화가 이루어져야 한다는 목소리들이 커지기 시작했다. 1980년대 중반부터 국내 대형 의료기관들이 시장에 참여하자, 자체적으로 의료계에 등급이 발생하며 경쟁이 심화되었고 이 경쟁구도에서 자구책으로 나온 것이 해외 환자의 유치였다. 국내에서 벗어나 전 세계 환자를 겨냥하는 의료산업 시장이 자발적으로 형성된 것이다. 우리가 개인 민간병원 중심으로 해외 환자를 유치하는 사이에 이미 아시아 국가들은 이러한 경제적 파급효과를 고려하여 의료관광을 국가전략사업으로 정하고 적극적으로 정책을 펴고 있었다. 이미 많은 국가들이 개방하고 있는 의료계와 경쟁해야 하는 상황에 놓이게 되었다. 이런 분위기 속에서 참여 정부 시절부터 의료산업화가 논의되기 시작하였다. 지금까지 공공제도에 묶여 있던 의료를 산업의 관점에서 접근하자는 현안이 부상하게 된 것이다. 의료 공급자의 일방적 관계를 탈피하고 환자를 소비자로 간주하여 의료서비스를 산업으로 육성하려고 시도하였다. 의료서비스의 생산과 소비 영역을 자본주의적 관점으로 해석하여 해외 환자를 유치하고 의료 전반의 국제 교류 및 교역을 활성화하여 의료 발전을 추구한다는 계획이다. 이것이 바로 21세기 경제 동력의 원천으로 간주되고 있는 의료관광이다.

한국 정부는 2009년 5월 의료법 개정을 발표하여 그간 의료계에 부과되었던 규제들을 완화하고 새로운 의료 패러다임을 구축하고 있다. 영리병원을 허용하고 민간의료보험을 활성화하여 환자인 소비자의 선택의 폭을 넓히고 의료기관들의 자체 발전을 기대하고 있다. 그동안 금지되어 왔던 환자 유인 및 알선 조항을 폐지하고 해외 환자를 유치하는 홍보와 광고를 허용하였다. 그러므로 최적의 의료서비스를 찾아 국경을 넘는 세계 의료관광객을 끌어들일 수 있게 되었다.

의료관광협회(MTA: Medical Tourism Association)에 따르면, 2010년 의료관광은 400억 달러 규모의 사업으로 성장한 것으로 보인다. 의료관광의 선도 국가인 태국은 2003년 약 30만 명(3억 달러), 2004년 50만 명을 유치해 외화벌이에 나서고 있다. 싱가포르는 초일류 병원을 건설하고 여러 규제를 완화하여 2007년 50만 명, 2012년에는 100만 명 유치를 목표로 하여 2조 1,000억 원의 매출을 달성하고자 한다. 인도의 경우, 2004년 15만여 명의 환자가 인도를 다녀갔으며 20억 달러 이상을 창출하고 있는데 매년 25~30% 이상의 증가 추세를 보이고 있다. 최근 연구들은 아시아의 의료관광산업이 2012년 44억 달러 매출에 이를 것으로 예상하고 있다.

삶의 질이 높아지고 웰빙에 대한 욕구가 일반화되어 있는 현 시점에서 의료관광은 성형, 건강검진, 간단한 시술과 수술 등의 의료서비스와 휴양, 레저, 문화 활동을 결합한 새로운 관광 패러다임을 제공함으로써 복합적이고 전문적인 관광 형태를 선도하고 있다. 의료관광 산업은 의료비 지출 외에, 부수적 질병 치료, 장기간의 체류비, 동반 가족의 관광 수입,

환자를 통한 관광 홍보, 또는 의료기술 개발 활성화, 건강 관련 상품 개발 등 부수적 산업을 끌어 낼 21세기 고부가가치 산업이라고 할 수 있다.

서론에서는 전 세계에서 진행되고 있는 의료관광의 개념화 작업에서부터 각국의 정책 등에 대해 두루 살펴보고자 한다. 특히 영어권 국가에서 이루어지고 있는 의료관광 송출과 유입의 배경, 상관관계에 초점을 두고 있다. 아시아 지역과 중남미에서 의료관광산업이 증폭된 배경에는 미국과 캐나다 등 선진국의 환자 유출이 증가하고 있기 때문이다. 이미 많이 알려진 사실이지만 의료의 상업화로 인해 발생하는 의료보험 문제, 의료서비스의 비용과 질, 그리고 접근의 문제를 심각하게 안고 있는 미국 환자들의 해외 유출이 그 동인이 되었다. 게다가 공공의료제의 한계에 부딪혀 의료의 질적 저하에 처한 국가의 환자들이 자신의 안위를 위해 해외 의료원정을 시도하고 있기 때문이다. 따라서 이러한 영어권 국가들의 의료제도 및 의료문화를 살피는 것이 의료관광을 이해하는 데 중요한 단서를 제공할 것이다. 각국의 의료 상황 및 흐름을 살펴 의료관광의 교역이 이루어지는 메커니즘을 살피고자 한다.

II장에서는 의료관광의 정의 문제를 다루고 있다. 의료관광산업이 전 세계적 이슈가 되고 사업 시행 후 수년이 지났지만 여전히 개념 정립이 완성되지 못했다. 이는 의료관광의 기준을 어디에 두느냐, 그리고 각 국가가 어느 측면을 강조하느냐에 따라 그 용어와 내용이 달라지고 있기 때문이다. 따라서 의료관광이라는 용어 및 개념의 다양성과 개방성에 대해 살펴볼 것이다.

III장은 의료관광의 역사를 살피고 있다. 고대부터 그 뿌리를 찾을 수 있는 의료관광이 현재에 이르기까지 어떠한 변천사를 거쳐 왔는지 정리하고자 한다.

IV장은 의료관광의 필요성과 그 배경에 대해 다루고 있다. 인구 증가와 고령화, 각종 질환 등으로 인해 의료서비스가 그 어느 때보다 증가한 상태이다. 의료적 필요와 이로 시작된 각종 요인들이 의료관광을 어떻게 이끌어 내는지 알아본다.

V장에서는 현재 진행 중인 세계의 의료관광의 양상을 살펴본다. 중남미와 동남아시아, 중동에 이르기까지 의료관광의 시행 상황을 다룰 것이다.

VI장에서는 의료관광의 송출국인 영미권 국가들의 의료 전반을 다루고자 한다. 미국, 캐나다, 영국이 운영하는 의료체계와 의료적 문제, 이들 국가의 환자유치 상황 및 차후 정책 등에 대해 논의하게 될 것이다.

VII장에서는 의료관광 시장을 장악하고 있는 동남아시아 영어권 국가들의 현황과 전략에 대해 분석하고자 한다. 각국 고유의 산업정책들을 분석하여 그들의 경쟁력을 살펴본다.

마지막으로는 한국의 의료관광산업 발전상에 대해 살피고자 한다. 의료관광산업의 후발주자인 한국의 의료관광 시행 2년간의 성과를 살펴보고 앞으로 어떠한 전략과 정책으로 의료관광산업을 세계적 수준으로 끌어올릴지 논의하고자 한다.

II. 의료관광의 개념

21세기, 전 세계는 의료전쟁의 상황에 놓여 있는 듯이 보인다. 우선 감염성 질환의 국제적 이동 문제 등 각종 병리적 질환이 속출하고, 중증질환 환자들이 급증하면서 의료적 치유를 감당해야 하는 문제에 봉착해 있다. 이뿐 아니라 고령화 사회로 야기되는 의료비 지출의 증가, 개인들의 건강과 웰빙에 대한 욕구, 성형을 통한 행복 추구에 대한 열망 등이 맞물리면서 의료서비스의 수요가 폭발하고 있다. 삶의 질을 향상시키고자 하는 기대와 욕구 속에서 헬스케어는 21세기 삶의 중심에 자리하며 새로운 패러다임으로 거듭나고 있다. 이런 개인적, 사회적 라이프스타일의 고급화로 인해 의료서비스의 공급과 수요의 동향 자체가 국제화하며 진보하고 있다. 즉 환자들은 국경을 벗어나 최고의 의료시설과 의료진을 찾아 의료관광을 나서고 있다. 전 세계 의료시장의 장벽이 무너지면서 많은 나라들이 국경 없는 의료전쟁을 준비하고 있는 상황이다.

최근 아시아의 태국이나 싱가포르, 인도 등의 선진적 모델 국가들을 필두로 의료관광 분야는 생태관광이나 녹색관광의 뒤를 잇는 21세기의 유망산업의 형태로 성장하고 있다. 그러나 의료관광산업이 소비주체와 공급주체 모두에게 중요한 분야이며 양측의 요구가 강하게 작용하고 있음에도 불구하고 아직 의료관광에 대한 이해와 체계적 연구는 부족한 실정이다. 의료관광에 대한 대중적 이해가 확산되지 않은 상황이며 전반적 데이터의 분석이 이루어지지 않아 의료관광에 대한 연구는 그 초기단계에 있다고 하겠다.

의료관광을 논할 때 가장 먼저 해결해야 할 것은 의료관광의 개념화이다. 의료관광은 무엇이며 의료관광에 어떤 세부 분야가 포함될 수 있는가에 대한 일반적 가이드라인이 필요하다.

먼저, 위키피디아(Wikipedia) 백과사전의 정의를 따르자면 의료관광은 의료여행, 건강여행 또는 세계적 헬스케어라 불리는 것으로, 헬스케어를 받기 위해 국경을 넘는 여행 관행을 묘사하기 위해 여행사와 언론이 만들어 낸 용어이다. 그것은 또한 국제적으로 헬스케어를 제공하기 위해 여행하는 헬스케어 제공자들의 관행을 일컫는다.[1)]

그러나 의료용어에 대한 정의는 한마디로 정리되지 않는다. 많은 연구가들이 다양한 정의를 내놓고 있으며 현재도 계속 작업 중에 있어 그 정의는 포괄적이고, 개방적이라고 하겠다.

먼저 한국 관광 및 보건 기구들이 내리고 있는 정의이다.

이 관광 유형에 대해 한국의 관광용어 사전은 이를 보건관광(Health Tourism)으로 칭하고

---

1) 위키피디아에서 제공하는 영어 원문: Medical tourism (also called medical travel, health tourism or global healthcare) is a term initially coined by travel agencies and the mass media to describe the rapidly-growing practice of traveling across international borders to obtain health care. It also refers pejoratively to the practice of healthcare providers traveling internationally to deliver healthcare.

있다. Healthcare Tourism으로도 알려져 있는 이 유형은 건강 리조트와 건강, 여러 가지 병에 대한 치료에서부터 건강과 휴양 프로그램들을 주된 목적으로 다른 장소를 방문하고 여행하는 것이라고 정의한다.

한국 보건산업진흥원의 정의는 다음과 같다. 의료관광을 보건관광(Health Tourism)이라고 명명하고 보건 분야에서 관광자원으로 활용 가능한 부분을 발굴, 개발하고 관광을 상품화하는 사업으로 칭한다. 그리고 서비스와 관광이 결합된 보건관광 프로그램을 개발하여 외국인(재외 한국인 포함)에게 제공함으로써 관련 산업 분야의 발전을 꾀하고 아울러 외국인 유치를 통한 외화획득으로 경제에 이바지하고자 하는 사업으로 정의하고 있다.

다음으로 국외 저자들의 개념들을 정리해 보고자 한다.

먼저, 홀(Hall, 1992)은 특별한 흥미가 있는 관광 중 하나로서 주요 동기가 건강과 관련 있는 관광이라고 정의하고 있다.

굿리치와 굿리치(Goodrich, J. N. and Goodrich, 1993)는 건강관리서비스(Healthcare services) 및 시설과 일반적인 관광시설이 결합된 것을 홍보함으로써 관광지를 관광시설과 목적지로 유치하기 위한 의도적 시도라고 정의한다.

러스(Laws, 1996)는 자신의 건강 상태를 개선시킬 목적으로 집을 떠나 행하는 레저 활동이라고 한다.

자이 굽타(Sanjay Gupta, 2004)는 수술과 기타 다른 형태의 전문적인 치료를 필요로 하는 환자들에게 관광산업과 결합하여 저렴한 비용으로 효과적인 의료서비스를 제공하는 것이라고 정의한다.

이들 중 우드만(Woodman, 2008)은 의료관광이 본질적으로 국제적 이동이어야 한다는 전제하에 국제건강여행(health travel)이라는 용어로 정의하고 있다.

위에 언급된 저자들은 폭넓은 개념의 의료관광을 제시하고 있는데 이는 의료와 관광이 적절히 배합된 복합적인 정의이다.

그러나 사실 의료관광을 정의하는 데 있어 논란은 건강과 관광 중 어느 부문에 중요성을 둘 것인가를 결정하는 것이라 할 수 있다. 다음의 두 저자는 보건건강에 중점을 두고 의료관광을 분류하고 있다.

조안 C. 핸더슨(Joan C. Henderson, 2004)은 보건관광(Health Tourism)이라는 큰 범주 안에 의료관광(Medical Tourism), 성형수술(Cosmetic Surgery), 스파 및 대체치료(Spas and Alternative Therapies)를 분류하여 분야를 설정하였다. 핸더슨은 의료관광의 범주에 건강검진, 암 치료, 장기 이식 등의 의료치료 분야를 포함시키고, 성형수술 분야에 얼굴미용수술, 가슴확대수술, 지방흡입술 등을 범주화하고 있다. 마지막으로 마사지, 아로마테라피, 동종요법, 해수치료, 요가, 운동, 다이어트 등을 스파 및 대체치료에 포함하고 있다.

핸더슨과 함께 건강을 우선사항으로 책정하고 있는 스미스와 푸즈코(Smith & Puczko, 2009)는 성형수술을 의료관광에 포함시켜 설명하고 있다.

부크만(Buckman, 2007)은 의료관광을 대범주로 정하고, 외과수술(invasive), 건강검진(diagnostic), 라이프스타일로 구분하고 있다. 레저 관광은 의료관광의 하위범주에 넣고 있다.

이처럼 다양한 개념 정의에 비추어 현재까지 진행된 공통 현상을 아우르는 개념화가 바람직하다. 의료관광은 질병 치료나 건강 개선을 위해 고품질, 저비용의 의료 치료를 찾아 외국을 여행하는 것으로 의료와 관광을 접목한 경제활동의 일환이라고 할 수 있다. Medical travel, Medical outsourcing, Global health care, Health tourism, Health travel, Health- care tourism, Health-care travel, Global outsourcing, International health care (Patrick W. Marsek & Frances Sharp, 2009) 등의 다양한 용어를 포함하는 개념이라고 할 수 있다.

이렇듯 다양한 정의작업이 말해 주듯이 의료관광이라는 개념은 포괄적이고, 비경계적이며, 따라서 앞으로도 여러 의미가 포함될 여지를 열어 놓고 있다고 하겠다.

III. 의료관광의 역사

1. 고대

의료관광의 시작은 최근의 일이 아니다. 건강을 위해 다른 목적지로 떠나는 관행은 고대의 수백, 수천 년 전으로 거슬러 올라갈 수 있다.

초기 문명기에 의료관광은 신성한 사원에서 온천을 하며 치료하는 목욕의 형태를 취했다. 그 증거로 B.C. 4,000년경 수메리아인들은 미네랄 온천의 치유효과를 인식하고 온천 주변에 건강 단지를 설립해 그곳 사원에서 영혼을 치유하였다고 전해진다.

또한 청동기 시대(B.C. 2,000년 경)에는 현재 스위스의 세인트 모리츠 근처에서 힐족(Hill tribe)이 철이 풍부한 온천을 마시고 목욕함으로써 건강을 유지했다고 전해진다. 이들이 사용한 컵이 프랑스와 독일에서도 발견되고 있어 당시 고대인들이 유럽 전역에서 온천치료를 즐겼음을 알 수 있다.

동시대에 인도는 요가와 아유르베다 의학을 통해 대체의학과 영혼치료를 추구하는 사람들의 집결지가 되었다. 아유르베다는 인도의 오래된 의학으로 인간을 각각의 체질에 따라 나누고 질병의 원인을 제거하는 데 목적을 두고 있다. 인간이 5가지 기본 요소 즉 에테르, 공기, 물, 불, 흙으로 이루어졌으며 이 요소들이 고유한 힘을 가지고 결합하여 스스로 치유 능력을 발휘할 수 있다는 자연치유법이다. 인도는 요가와 아유르베다를 이용하여 신체적 질병뿐 아니라 정신적 고양을 추구하는 우주적 의료를 탄생시켰다.

고대 그리스는 포괄적 의료관광 네트워크의 기초를 설립한 시기로 에피다우루스(Epidaurus)에서 트리키아(Tricca)까지 지중해를 따라 세워진 에스클레피아(Asclepia)라는 사원 신전들에서 치료들이 이루어졌다. 이 사원은 당시 고대 그리스인들이 의학의 신인 에스클레파이어스(Asclepius)를 기리는 치료신전으로 그는 죽은 자를 부활시키고 소경의 눈을 뜨게 하는 등 영험한 힘을 가진 것으로 추앙되었다. 에스클레피아에서 에스클에파이어스가 잠으로 환자를 치료했다고 전해지는데 환자가 잠을 동안 그의 딸 페니키아(Panacea)와 하이제이아(Hygeia)가 함께 치료를 했다고 한다. 뿐만 아니라 뱀을 사육하여 이들이 아픈 곳을 핥아 주는 신비스러운 치료 제의가 행해지곤 했다. 그리고 치료가 완료된 후, 환자는 통증이 있던 자신의 신체 일부를 그림이나 조각으로 표현해 이곳에 헌사하고 돌아갔다는 이야기가 전해진다.

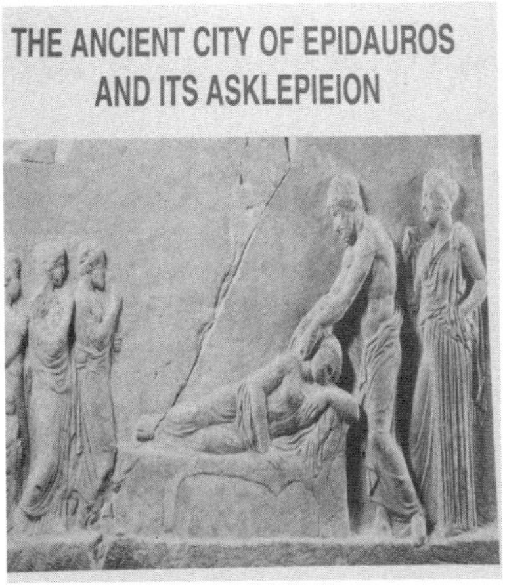

[그림 Ⅲ-1]

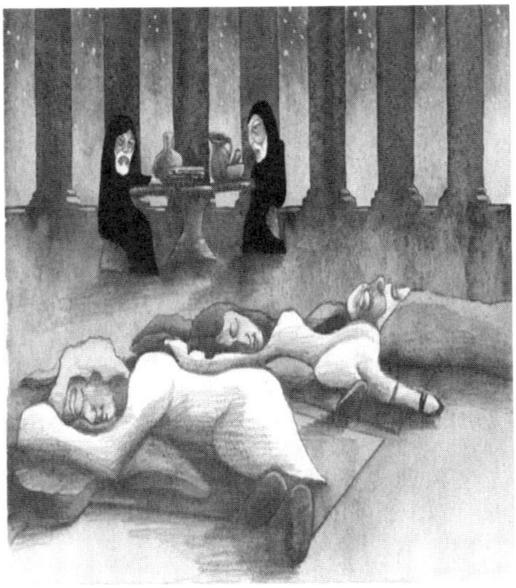

[그림 Ⅲ-2]

출처: http://www.google.co.kr

또한 고대 로마인들이 베시비우스 산(Mt. Vesuvius) 근처 캄파니아(Campania)에 있는 화산 지역으로 200마일이나 여행하였는데 이곳의 온천과 유황스파가 치료에 효과가 있는 것으로 알려졌기 때문이다(Patrick W. Marsek & Frances Sharpe, 2009). 당시 고대 로마인들이 즐기던 이러한 목욕 문화는 테르마(Thermae)라고 불리던 것으로 건강상의 이유 외에 사교의 장으로 이용되기도 했다.

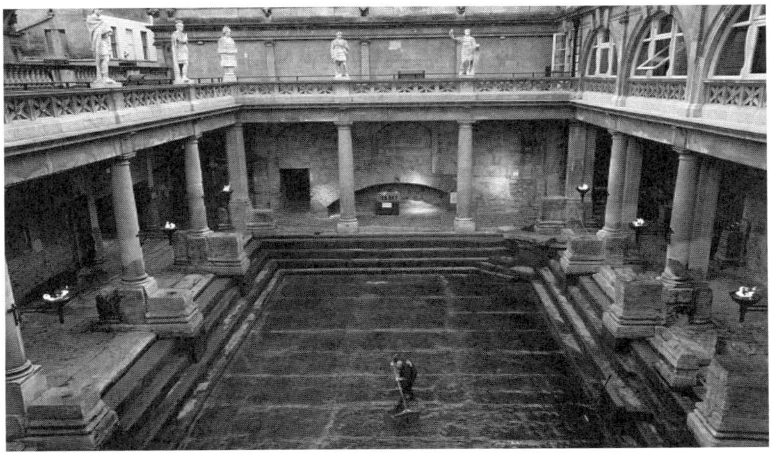

[그림 Ⅲ-3]

출처: http://www.google.co.kr

이외에 기원전 3세기 고대 로마에 위치한 사이프러스(Cyprus)와 알렉산드리아(Alexandria)는 그리스인들이 가장 선호하는 의료관광지로 당시 기후적 조건과 정치적 안정 또는 훌륭한 의료시설로 알려져 있었다.

9세기 고대 영국 남부의 켈트족 브리튼인이 독일의 깨끗한 물을 찾아 독일 스파 리조트로 여행을 떠난 예들이 있다. 귀족층들이 욕구를 충족시키기 위해 자연관광을 즐기고 동시에 의료서비스를 받는 형태의 여행을 즐겼다는 사실을 알 수 있다.

위에 제시된 사례와 같이, 고대 의료관광의 양상을 보면 고대인들은 건강과 종교가 연관된 것으로 여겼다는 사실을 알 수 있다. 특히 그들은 미네랄 온천과 신성한 사원 목욕의 가치를 충분히 알고 있었다.

2. 중세

이 시기는 로마문명의 붕괴와 더불어 아시아가 의료관광지로 부상하게 되는 시기이다. 그 예로 중세 일본에서는 '온센'이라고 불리는 온천이 인기였다. 특히 무사들이 상처를 치료하고 고통을 경감시키며 전쟁의 후유증에서 회복하는 방법으로 온센 치료를 선택하였다고 전해진다.

이 시기의 또 다른 특성은 종교사원들이 의료단지 역할에서 밀려나며 전문적으로 치료서비스를 제공하는 클리닉에 그 자리를 내어 주게 되었다는 사실이다. 그 증거로 초기 이슬람문화들이 A.D. 1248년 카이로에 최대 규모의 최고 시설을 갖춘 만수리(Mansuri) 병원을 건립해 외국인들에게 서비스를 제공했다. 이 병원은 상당히 진보된 병원시설을 보유하고 있었는데 수술실, 개별적 안과질환병동, 여성병동, 약국, 도서관, 강의실 등을 고루 갖추고 있었다. 8,000여 명을 수용할 수 있었던 이 병원은 환자의 완전한 치료를 보증하며 인종과 종교를 떠나 건강 치료를 목적으로 하는 범세계적 병원이었다.

그 외에 바그다드와 시리아에 바이마리스탄(Bimaristans)이라는 소위 복지 병원(welfare hospital)이 있었는데 이곳은 이슬람 자선원리에 입각한 귀족들의 기부로 이루어져 상당히 화려한 병원시설을 갖추고 있었다.

3. 르네상스

15세기와 16세기, 유럽은 하수와 오물 처리에 있어 위생이 불량한 시기였는데 이때 귀족들은 건강을 개선하기 위해 스파, 미네랄 온천, 해변으로 여행을 일삼았다.

1326년 유럽의 드이유(d'Eaux) 마을은 철 성분의 온천지로서 표트르 대제나 빅토르 위고 같은 유명인들이 즐겨 찾는 웰빙 리조트 역할을 하였다.

16세기 부유층과 엘리트 집단들이 로마의 목욕문화의 가치를 재발견하고 세인트 모리츠, 드이유, 바덴바덴, 아첸, 바스(Bath) 같은 마을에 모여들어 그들만의 사교장으로 이용하였다.

1600년경 영국인들과 네덜란드인들은 미네랄 온천 근처에 오두막을 지어놓고 치유에 이용하였다. 당시 원주민들의 약초에 대한 지식을 통해 치료기술의 폭을 넓혀 갔다.

18~19세기에도 많은 유럽인들과 미국인들은 결핵과 같은 다양한 병을 치료하기 위해 먼 지역을 여행하는 것을 서슴지 않았다.

4. 후기 르네상스

영국에서는 의료관광지로 유명했던 바스 지역에 최초로 하수도 처리 시설을 두었으며 기술적, 재정적, 사회적 혜택을 통해 의료지로서 거듭나도록 도왔다.

당시 프랑스인 미셸 이귀엠 몽테뉴(Michel Eyguem de Montaigne)는 자신의 담낭 치료를 위해 경험한 것을 바탕으로 의료관광의 역사에서 초기의 스파 안내서를 발간하기도 하였다.

5. 1900~1997년

이 당시 의료관광의 목적지는 소위 선진국인 미국과 영국이었다. 이 두 국가들은 최첨단 의료기기들과 선진 의료기술을 바탕으로 해외 원정 환자들의 중증 치료를 도왔다. 이 국가들이 본격적으로 해외 환자를 유치하기 위한 사업을 시행했다기보다 전 세계로부터 환자들이 자발적으로 선진국을 선택한 것이었다. 첨단시설과 전문화된 기술, 안전과 위생 모두 우월한 선진국에 대한 의료 신뢰도가 높았기 때문에 중동과 아시아의 부호들은 영미권에서 최고의 의료서비스를 받아 왔다.

6. 1997년~현재

이 시기는 아시아 국가들이 IMF 경제위기를 겪는 시기로 이들 아시아 국가들은 새로운 경제 성장 동력으로 의료산업을 선택하여 경제 침체에서 벗어나고자 하였다. 특히, 치과, 성형수술 분야에 중점을 두어 성공을 거둔 후, 인도, 싱가포르, 태국 등은 JCI인증 병원을 설립하여 서구 환자들을 끌어들이고 있다.

10여 년간의 노력 끝에 현재 의료관광의 패권은 이들 동남아시아 국가에게 있는 듯 보인다. 정부의 갖가지 규제완화, 의료관광 목적의 특화 병원 설립, 경영의 합리화, 적극적 홍보 등을 통해 의료관광의 선두에 있다고 하겠다.

그 외 현재 의료관광은 남미, 아시아 국가들 외에 아프리카, 중동 등 많은 나라들이 자국의 경제 성장 동력의 일환으로 삼고 있다. 사실상 전 세계 대다수의 국가들이 의료관광 시장에 뛰어든 상황이라 그 규모는 전 지구적이라고 할 수 있다.

IV. 의료관광의 필요성과 그 배경

1. 의료비 지출 증가

전 세계적으로 의료비 지출은 매년 폭발적으로 증가하고 있다. 각종 병리적 질환, 환경오염과 관련된 신종 질병의 빈번한 발생, 개인적 미 추구에 의한 성형 등 의료비용 지출은 앞으로도 지속적으로 증가할 것이다. 게다가 전 세계적으로 인간의 수명이 연장되고 고령화 사회에 진입하고 있는 현재, 각국의 1인당 의료비 지출은 그 어느 때보다 급속히 증가하고 있다.

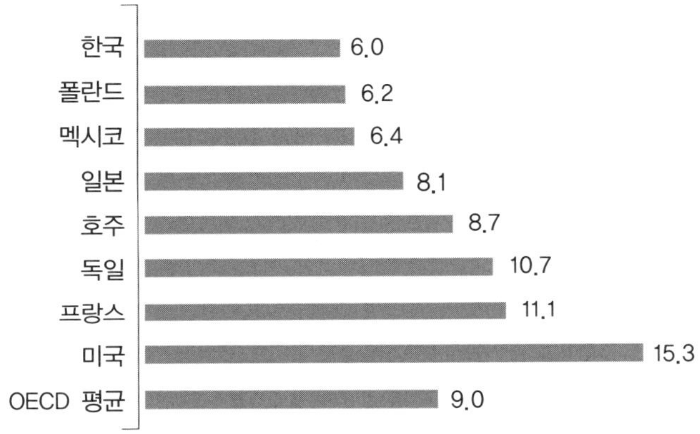

[그림 Ⅳ-1] 국가별 국민총생산(GDP)대비 국민의료비(%)

출처: 보건복지부, 2007

이러한 추세는 고령화가 본격적으로 이루어지면서 더욱더 가속화할 것으로 보인다. 65세 이상 노인 인구의 의료비 지출은 일반인의 3배에 해당한다. 그러므로 고령화 사회를 고려한다면 전 세계 의료시장의 규모는 기하급수적으로 늘어날 것이다.

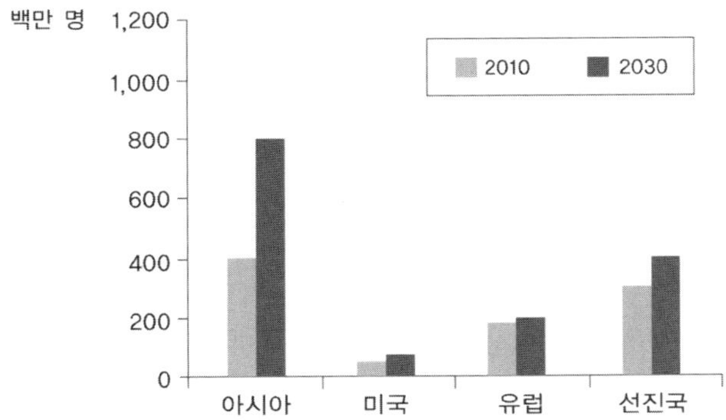

[그림 Ⅳ-2] 60세 이상 노령인구 증가 추이

출처: 의료전쟁

이렇게 의료비 지출이 점점 증가하는 가운데 저렴한 비용으로 의료서비스를 제공하는 동남아시아의 국가들로 의료관광을 떠나는 것이 하나의 대안이 되고 있다. 동남아시아의 경우, 인건비와 물가가 저렴하기 때문에 의료비가 절약된다. 게다가 의료분쟁과 관련해서 높은 의료수가라든가 보험료 상승 등의 문제를 안고 있는 선진국의 환자들이 프리미엄이 낮은 다른 국가에서 시술받는 것에 대해 긍정적으로 생각하기 시작한 것이다. 특히 의료비용을 줄이기 위해 고민하는 보험회사들로 인해 의료관광의 수요층은 더욱 넓어질 것으로 분석된다.

2. 의료서비스의 국제 이동

20세기 들어 국제화, 소득의 증가, 여행비, 출입국 절차의 간소화 등으로 관광이 국제적으로 이루어지고 있다. WTO 자유경쟁체제하에서 인력이동이 자유화되고 증가되었기 때문이다. WTO DDA(최혜국 대우, 내국민 대우, 시장 접근)를 통한 국가간 무역진입이 자유로워지면서 이런 영향이 의료 분야에도 적용되고 있다. 의료산업이 경쟁 분야로 떠오르고 각국의 의료산업이 국제적으로 교류되면서 환자 역시 세계적으로 이동하는 양상이다. 이런 변화 속에서 각 의료산업 분야에 대한 규제가 완화 및 제거되고 외국자본 투자 허용, 외국 의료인력 면허 인정 등에 대한 양자간, 다자간 협상이 진행되고 있어 의료산업의 세계화가 도모되고 있다. 게다가 의료관광의 경쟁이 심화되면서 많은 국가들이 의료관광 환자들을 위한 의료비자 발급과 비자 연장 절차 등을 간소화하고 있어 더욱 많은 이동이 이루어질 것으로 보인다.

3. 의료서비스의 소비주체 의식 성장

의료에 대한 선택의 폭이 국제화됨에 따라 의료 고객들은 자국의 제한적 의료 및 고비용 의료시스템에서 벗어나 제3의 국가들로 눈을 돌리고 있다. 미국, 영국 등 공공의료보험제도가 취약하고 엄청난 비용과 대기시간으로 의료서비스가 원활하지 않은 선진국들과 중동의 부유층들이 수준 높은 기술을 갖추고 있으면서도 저렴한 의료비용을 무기로 하는 해외 국가들을 의료관광의 행선지로 삼고 있기 때문이다. 미국의 경우, 고가의 비용 때문에 의료보험에 가입하지 못한 사람들의 수가 인구의 15%인 4,500만 명에 이르고 있는 실정이어서 의료혜택이 턱없이 부족한 현실이다. 예를 들어 미국에서의 무릎관절수술은 수술비만 6,500달러임에 비해 태국 병원의 경우, 항공료, 의료비, 휴양 등을 포함한 3주 체류비가 5,000달러이므로 태국으로의 의료관광이 충분히 가치 있는 일이다. MTA에 따르면 2008년 150만 명의 관광객들이 건강관리를 목적으로 해외여행을 한 것으로, 향후 더욱 성장하여 300여만 명에 이를 것으로 예상되고 있다. 또한 병원공급이 부족하고 환자 적체로 인해 수개월간 대기시간을 가져야 하는 서유럽국가들, 의료서비스 공급이 부족한 동유럽과 중동국가들의 환자들이 아시아의 의료관광 선도 국가들로 이동할 것으로 예상된다. 중동 국가들의 병상 수는 OECD 평균의 1/4 수준이며, 아랍에미리트의 수도 아부다비의 경우 유럽으로 송출되는 환자비용 또한 연 500만 달러에 이르는 것으로 추정되고 있다(Patrick W. Marsek & Frances Sharpe, 2009). 사우디아라비아의 경우, 의료관광에 연 10억 달러 이상을 지출하고 있다(한국관광공사, 2006). 이처럼 많은 예들이 증명하듯이 환자는 더 이상 의사의 지시를 기다리는 수동적 환자가 아니라, 스스로 의료진과 병원을 선택하고 진료권을 주장하는 주체로 거듭나고 있다.

4. 정보

정보의 발전으로 세계가 하나의 네트워크에 의해 연결됨으로써 의료관광에 대한 이해가 급속도로 증가하고 있다. 고품질의 의료서비스, 가격, 서비스의 만족도 등에 대한 정보들이 공유되고 있어 의료관광산업은 양적으로나 질적으로 확장되고 있다. 특히 IT인프라 구축은 환자사전조사, 예약, 유치에 있어 핵심적 기능을 하고 있다. 해외 환자유치의 핵심은 모든 과정이 원스톱으로 진행되어야 함을 전제로 할 때 네트워킹의 중요성은 더욱 강조된다. 더욱이 원격치료를 통해 무한 치료와 관리가 가능하게 됨으로써 미래형 의료서비스의 지평을 여는 데도 기여하고 있다. 최근 스마트폰이 일상용품이 됨으로써 이런 최첨단 의료지원은 좀 더 현실로 다가온 듯하다. 환자와 의사 간의 기본 진료나 생활건강 지침, 사후 관리들이 온라인상에서 이루어진다. 즉 의료진은 환자가 보내는 각종 증상이나 문제를 확인하고 케어와 교육을 온라인을 통해 진행한다. 따라서 더 이상 국경은 존재하지 않으며 전 세계 환자들은 전 세계 의료진과 소통하고 치료받을 수 있는 기회를 확보할 수 있다.

5. 인증 및 의료품질

의료관광이 새로운 경제 아이콘으로 부상하면서 많은 국가가 경쟁구도에 놓이게 되었다. 이런 무한경쟁 속에서 살아남기 위해 병원들이 구축해야 하는 것은 국제적 의료관리표준인증이다. 이 인증제는 미국의 8,000여 개 의료기관을 평가하는 JCAHO(Joint Commission Accredation of Health Organization)의 국제 의료기관 JCI(Joint Commission International)의 것이다. 해외 의료기관의 의료의 질 관리, 위생문제, 리스크, 환자의 안전보장 등을 평가하고 강화하기 위한 인증제이다. 2009년까지 전 세계적으로 255건의 인증건수가 기록되었다. 대륙별로 JCI 인증을 받은 의료기관은 유럽이 102개, 중동아시아가 62개, 동남아시아 48개, 남아메리카 31개, 동북아시아 7개, 기타 지역 5개로 집계되었다. 2007년 172개에서 2009년 255개로 무려 48.3%나 증가한 수치이다(JCAHO).

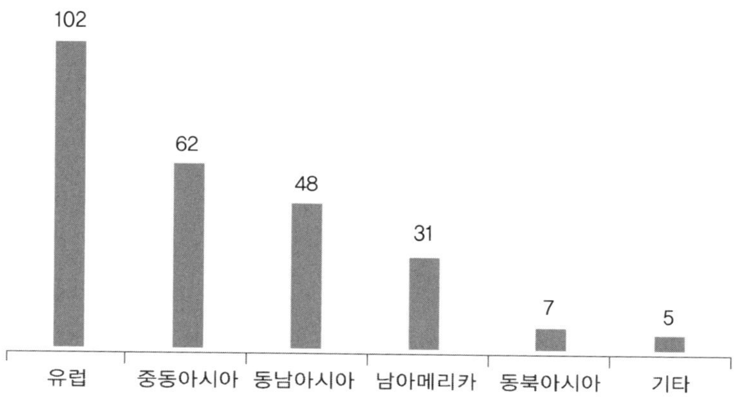

[그림 Ⅳ-3] 대륙별 JCI인증 수

출처: 의료전쟁

JCI 인증 획득이 의료 안전성을 확보하여 세계 의료시장 점유율을 높이는 데 기여할 수 있다. 이런 국제적 기준을 함양하기 위해 병원들은 병원시설과 의료장비를 현대화하며 선진적 자본과 경영체제를 바탕으로 의료 환경을 향상시키고 있다. 뿐만 아니라 뛰어난 의료진, 통 · 번역가, 코디네이터, 마케터 등을 기용하여 해외에서 신뢰를 얻는 병원으로 거듭나고 있다. 의료관광의 경쟁 선두에 있는 국가들은 해외 의료진을 과감하게 기용하고 자국 의료진에게 선진 의료교육의 기회를 제공하여 의료서비스의 선진화에 총력을 기울이고 있다. 그리고 고객의 요구에 발 빠르게 움직임으로써 철저한 고품질 고객 중심의 의료서비스 시대를 이끌어 가고 있다.

〈표 Ⅳ-1〉 동남아시아 주요 국가의 JCI 인증 병원

국가	인증 병원
싱가포르	Alexandra Hospital Changi General Hospital Institute of Mental Health/Woodbridge Hospital Johns Hopkins Singapore International Medical Center KK Women's and Children's Hospital National University Hospital Singapore General Hospital Tan Tock Seng Hospital
인도	Apollo Hospital Chennai Indraprastha Apollo Hospital Workhardt Hospital Mumbai
필리핀	St.Luke's Medical Center
태국	Bumrungrad International Bangkok Hospital

출처: http://www.jointcomissioninternational.com(2006)

V. 세계 의료관광의 현황

1. 중남미 국가들의 의료관광

의료관광이 새로운 경제 패러다임의 하나로 떠오르면서 각국은 저마다 의료관광의 최적 대상국으로 주장하고 있는 실정이다. 그러나 이미 이 분야에서 선도적 역할을 하고 있는 국가들은 주로 멕시코, 코스타리카, 브라질, 아르헨티나 등 남미에 분포된 국가들과 동남아시아의 태국, 싱가포르, 인도, 말레이시아 등이라고 할 수 있다.

특히 이 남미 국가들은 미국과의 근접성을 강점으로 내세우며 미국인 환자유치에 나서고 있다. 최근 캐나다인들의 의료관광 목적지로 부상하고 있는 쿠바는 2006년 40여 개국으로부터 9,000여 명의 환자를 유치한 것으로 발표하였다.

코스타리카 정부는 지난 3월 의료관광을 국가 관심 사업으로 선정하여 2009년 한 해 동안 국제 프로모션에 6만 5,000달러를 투자하였으며 3만 명의 의료관광객 입국이 예상되고 있다. 2003년 이후 환자는 2배 이상 증가하고 있는 것으로 보인다. 코스타리카의 중점 분야는 성형수술과 성형 치과로 미국의 1/3 내지 1/4 수준의 비용을 제시하고 있다. Face lift의 경우 3,000달러 정도로 미국의 7,000~15,000달러에 비해 많게는 5배의 저렴한 가격을 제시하고 있다. 이런 저비용 외에 코스타리카는 미국과의 접근성, 낮은 물가와 높은 환율 차익을 마케팅의 주요 전략으로 삼고 환자유치에 힘쓰고 있다.

멕시코는 미국과의 국경지대에 의료관광지를 발전시키고 있는데 바자(Baja)의 티후아나(Tijuana)에서 최고 시설의 의료제공으로 고기술의 안과 수술들을 서비스하고 있다. 멕시코를 방문하는 미국 환자는 2006년 15만 명, 2007년에는 3만 명 정도로 추정되었다. 현재 환자들이 제일 많이 받고 있는 시술은 위축소 우회술로 멕시코에서는 1만 2,000달러 정도면 가능하다. 2만 5,000달러인 미국에 비해 50% 저렴한 비용이다. 멕시코의 주요 서비스 분야도 치과와 성형이며 이들은 영어 사용이 가능하다는 장점을 부각하며 환자와의 친밀성을 강조하고 있다. 그러나 멕시코가 직면하고 있는 문제는 JCI인증을 통한 의료 신뢰성 확장이다. 현재 JCI인증을 받은 병원은 크리스터스 무헤르자(Crisstus Mugerza)와 산호세 병원(Hospital San Jose), 쿰브레 병원(Clinical Cumbres), 이렇게 3개뿐이다. 중대형 병원 중심으로 인증을 획득하기 위해 각종 투자가 이루어지고 있는 상태이다. MTA는 멕시코 의료관광객에게 정보를 제공하고 2만 달러의 금융대출상품 지원을 위해 금융기관과 협상하고 있는 단계로 전해진다.

아르헨티나는 2002년 페소(peso)의 붕괴로 미국인의 달러 환율 이점을 이용, 최저가 치과 치료, 고품질의 성형, 타 의료서비스를 제공하고 있다. 부에노스아이레스에 최신 시설의 병원이 밀집되어 있으며 이곳에서 최고의 성형의료를 시행하고 있다. 그러나 아르헨티나는 영어 지원의 한계로 통역이 필요하다는 단점을 지니고 있어 의료관광에 뛰어들고는 있으나 많은 한계를 지닌 국가로 보인다.

브라질은 성형 천국으로 불릴 정도로 성형이 만연되어 있는 국가이다. 몸에 대한 관심으로 가슴, 배 등의 성형이 폭발적이다. 그 일례로 브라질성형협회(SBCP, The Brazilian Society of Plastic Surgery)는 4,000여 명의 회원을 보유하고 있으며 1인당 성형외과의 보유가 세계 최고이다. 그러나 브라질은 아직 의료기술이 선진적이지 못하다. 가장 큰 문제는 언어 문제이며 웹사이트를 포함하여 대부분이 영어 지원이 되지 않아 자격 있는 의사나 병원을 찾는 것이 불분명하다.

남미 국가 중 의료관광의 이점을 누리고 있는 또 다른 국가는 쿠바이다. 2006년 40여 개국으로부터 9,000여 명의 환자를 유치한 것으로 발표하고 있다. 쿠바는 성형과 치과에 주력하는 타 국가들과는 달리 폭넓은 의료서비스를 제공하고 있는데 그 분야는 관절, 암, 눈(야맹증), 성형, 파킨슨씨 병 등의 신경질환, 정형, 중독 재활치료 등 다양하며 그 비용 또한 미국의 60~80% 정도로 저렴하게 제공하고 있다. 이뿐 아니라 쿠바의 장점 중 하나는 관광비자로 입국하여 치료가 가능하다는 사실이다.

2. 동남아시아 국가들의 의료관광

동남아시아의 국가들은 경쟁력 있는 가격과 폭넓게 쓰이는 영어, 국제환자센터, 정교한 인프라, 최신 설비의 병원 등을 갖추고 의료관광의 선두 지위에 서 있다.

이들 국가들은 국제적 인증(JCI)을 받고 서구에서 교육받은 의료진들을 중심으로 적극적 마케팅을 통해 미국, 유럽, 중동으로 그 시장을 확대하고 있다(윤형호, 2007). 또한 이들 국가들은 민간의 의료컨설팅 회사, 여행사, 보험사 등이 유기적 관계를 맺고 해외로 발벗고 나섬으로써 의료관광의 허브로서의 입지를 선점하고 있다.

의료관광의 선두국가인 태국은 외래 관광객의 40%를 의료관광객으로 삼고 2007년 현재 154만 명의 환자유치를 통해 1조 6,000억 원의 수입을 창출하였다.

태국의 전략 사업은 의료서비스, Wellness Capital을 내세우는 건강증진(온천, 마사지, 장기체류, 건강, 허브상품의 개발 등)이다. 태국은 병원인증제를 위해 The Institution of Hospital Quality Improvement & Accreditation을 조직하여 민간병원협회 소속 208개 병원의 서비스와 환자 안전 기준을 관리하고 있다. 철저한 병원 관리로 대외적 이미지 구축에 성공하였으며 많은 해외 환자를 유치하고 있다.

태국의 의료관광은 여러 가지 의료 관련 규제를 해제하고, 민간영리병원 시스템을 선정하여 병원의 주식상장을 가능하게 하는 정책을 펴고 있다. 이처럼 시장 원리에 입각한 경영을 통해 수익 창출의 기회를 무한히 제공하고 있다. 태국 의료관광의 성공요인은 국가, 연령, 질병별 특화 차별 서비스, 국제인증으로 대외 신뢰도, 복합의료관광 상품 개발, 경쟁국 싱가포르보다 관광사업 인지도를 바탕으로 네트워크 구축 용이, 해외 연수, 교육 후 자국에서의 활동 보장 등이다.

최근 싱가포르는 공격적 마케팅으로 의료관광계를 선점하고 있다. 싱가포르는 우선, 높은 의료수준, 영어 공용화, 서구적 문화 및 사회규범, 다수의 JCI병원 등의 경쟁력을 갖추고 있다. 게다가 정부의 의지적 정책으로 공공의료기관의 경쟁평가, 바이오폴리스-제약회사 유치, 해외환자 전용 서비스 센터 운영, 민간병원의 영리화 허용 등이 보장되고 있다. 싱가포르가 쓰고 있는 마케팅 전략으로는 해외의료광고 규정완화, 우수 의료브랜드 연계, 가격의 투명성, 입국심사 간소화 등을 내세우고 있다.

싱가포르에 뒤이어 의료관광의 메카로 자리매김하고 있는 국가는 인도이다. 인도의 가장 큰 경쟁력은 미국 대비 1/8인 저렴한 의료비이다. 그러나 저렴한 의료비에 비해 인도는 선진 의료기술을 확보하고 있다. 그들은 우수한 인적 자원을 바탕으로 해외 네트워크 구축을 잘 이루고 있는데 미국 의사의 5%가 인도인이고 15%가 선진 의료교육을 이수한 의사들이라는 사실이 이를 증명해 준다. 이 외에 인도는 IT강국으로의 장점을 최대로 이용하고 있다. 고객 유치, 홍보가 적극적으로 이루어지고 있으며 이 모든 것은 영어의 자유로운 구사에 힘입어 더욱 그 범위를 넓혀 가고 있다. 인도의 정부 지원 또한 열정적이다. 인도 정부는 의료 목적으로 입국하는 환자들의 편의를 위해 장기비자(1년)를 발행하고 있으며 이 또한 1회 연장까지 가능하다. 그뿐 아니라 가족, 동반자 2인까지 비자 혜택을 주면서 환자와 환자 가족 모두를 수용하려 하고 있다.

이들 동남아시아 국가들은 정부의 적극적인 장려 및 개입으로 의료관광산업을 육성하고 있다. 여기에 빠른 의료기술 선진화와 국제적 민간병원 설립으로 해외 환자들의 시선을 사로잡고 있다.

〈표 V-1〉 아시아 국가별 의료관광 수입 비중

구분	인도네시아	말레이시아	기타 동남아	남아시아	동북아시아
2006	76.9	3.0	10.0	9.2	0.9
2007	70.8	7.9	12.8	6.5	2.0
2008	74.6	5.5	16.7	3.1	0.1

자료: 동남아 전략산업 분석-의료관광 현황과 정책적 시사점.

3. 그 외 국가들의 의료관광

중남미와 동남아시아 외에 중동의 두바이나 아랍에미리트 등이 의료관광의 목적지로 새롭게 부상하고 있다. 두바이 헬스케어 센터는 유럽과 동남아시아 중에서 가장 큰 메디컬 센터로 세계의 부호들을 끌어들이고 있다. 이곳에는 세계적 의료기관들이 설립되고 노바티스(Novartis)와 같은 제약회사 및 연구 기관들도 들어서고 있다. 가장 대표적으로 하버드 대학의 두바이 센터(HMSDC, Harvard Medical School Dubai Center)가 들어선다. HMSDC는 두바이 헬스케어 시티의 중앙에 위치하며, 전 세계의 여러 제약회사들과 함께 다양한 교육 및 연구 환경을 동시에 제공할 예정이다(Medi Korea.com, 2010). 이 의료 특구는 중동뿐 아니라 세계 최고 수준의 지역으로 전 세계 대부호들의 발길을 사로잡을 것으로 예상된다. 2010년 4월, 한국의 삼성의료원이 두바이에 메디컬 센터를 오픈했다. 클리닉의 규모는 작아 진료실 6개와 내시경실 · 심장초음파실 · 회복실 · 처치실 등을 갖추고 있다. 이곳에는 삼성서울병원이 파견한 내과 교수 2명, 간호사 2명, 의료기사 1명이 상주하며 진료한다고 한다(중앙일보, 2010).

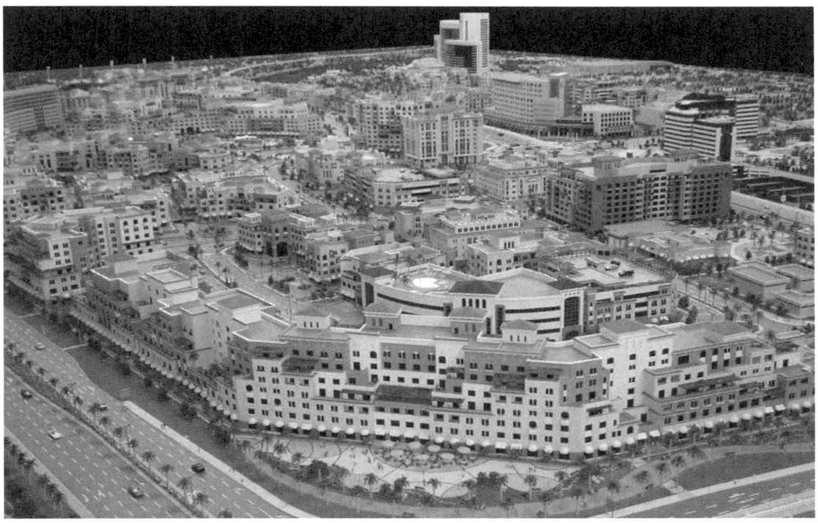

[그림 V-1] 두바이 헬스케어 센터 조감도

최근에는 동유럽의 헝가리와 폴란드가 새로운 의료관광 시장으로 부상하고 있다. 헝가리의 경우, 치과 분야가 발달해 있는데 서유럽국가들의 50%인 치료비, 1/3 가격인 임플란트 시술로 유럽인들뿐 아니라 미국 환자들도 끌어들이고 있다. 헝가리의 소프론 지역은 치과

의료관광 목적지로 유명한데 오스트리아인 3명 중 1명이 이곳에서 치과 치료를 받고 있다. 헝가리의 치과 치료는 하루에 진료를 마친다는 장점과 치료 후 온천에서 수맥치료를 받는다는 웰니스(wellness)여행을 지향하고 있다. 2008년 헝가리를 찾은 환자 수는 15만여 명으로 매년 20%씩 증가할 것으로 보인다.

'임플란트 관광' 요금 (단위: 유로)

- ▸왕복 비행기표 200
- ▸호텔 7박+관광 350
- ▸임플란트 2,600 (10개 기준) 서유럽의 절반 수준
- ▸총액 3,150 (약 296만 원)

자료: 프랑스 덴털트래블

- ▸한국 임플란트 시술비
  개당 수백만 원(이식 위치와 재료에 따라 가격이 상당히 달라질 수 있음)

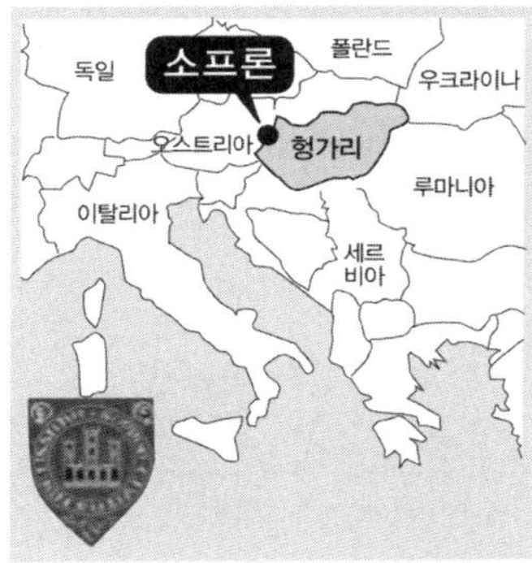

소프론의 도시 경쟁력 핵심

- ▸치과: 서유럽 국가의 절반에 불과한 저렴한 임플란트 시술비용
- ▸휴식: 주변에 역사적인 고성지대 낀 휴양지(유서깊은 프란츠 리스트 첫 연주회장 포함)
- ▸관광: 유럽 주요 관광지인 부다페스트까지 일일관광 가능(박물관 관람, 도나우강 유람, 온천욕)
- ▸교통: 뛰어난 접근성(국제 항공 노선이 연결되는 오스트리아 수도 빈에서 자동차로 30분)
- ▸언어: 우수한 어학실력(치과의사들과 관광요원이 유럽 각국에서 공부, 영어 포함 주요 유럽어 가능)

[그림 V-2]

출처: http://woodlaws.blog.me/110016913226

헝가리와 근접한 폴란드는 성형수술을 하고 있는데 45만 명의 유럽인들이 폴란드를 방문한 것으로 기록되었다.

2010년 후반에는 크로아티아가 이탈리아 환자들을 끌어들이면서 치과 의료관광국으로 부상하고 있다. 특히 크로아티아의 남부 지역 자다르(Zadar)는 21개국으로 취항하는 국제공항을 보유하고 있어, 헝가리나 폴란드와 경쟁하면서 유럽 전역의 환자들을 유치할 수 있을 것으로 보인다.

이상에서 알 수 있듯이 전 세계는 각국의 지리적, 문화적, 의료적 자원들을 활용하여 가장 적합한 의료서비스를 개발, 제공하고 있다. 의료관광 송출 국가의 환자들의 필요와 욕구에 발맞춘 전략들을 구축하고 홍보함으로써 나름의 경쟁력을 확보해 나가고 있다.

〈표 V-2〉 각 대륙별 의료관광 전략

국가	핵심 역량	정책	가치 분석
동남아시아	• 풍부한 관광 자원 • 특수 전문적 의료 분야	• 산업 우호적 • 정부의 적극적 홍보	• 소비자 중심의 서비스 제공 • 특수 의료 분야의 세계적 인지도와 의료관광 발전 가능성
남미	• 특수 고객에 대한 높은 이해도와 분석력	• 체계적인 정책 부재	• 접근이 용이한 미국 관광객 전략적 유치
중동 및 아프리카	• 특수 고객에 대한 높은 이해도와 분석력	• 국가의 의료비 지원 • 의료관광 정책 부재	• 특수 집단을 위한 전력이므로 중장기 계획 필요 • 국가적 홍보 필요
유럽	• 특수 의료 분야의 전문성 및 선진적 의료진	• 자유로운 의료법 • 국가의 의료비 지원 • 의료관광 홍보 정책 부재	• 전문화된 의술로 고차원의 의료서비스 제공 • 국가의 적극적인 홍보 필요

자료: 한국 의료관광의 미래, 2010.

세계 의료관광의 현황을 통해 알 수 있는 것은 의료분야 역시 세계화의 물살을 타고 있다는 사실이다. 각국은 저마다 경쟁 분야를 내세워 세계적으로 이동하는 관광객의 발길을 잡고 있다. 아직까지는 아시아가 21%의 의료관광객을 끌어들이면서 선두를 차지하고 있으나 같은 점유율을 보이는 중동과 경쟁이 심화될 것으로 보이다. 그리고 유럽(17%)과 중남미(15%) 국가들도 의료산업 발전의 도약이 기대되고 있다.

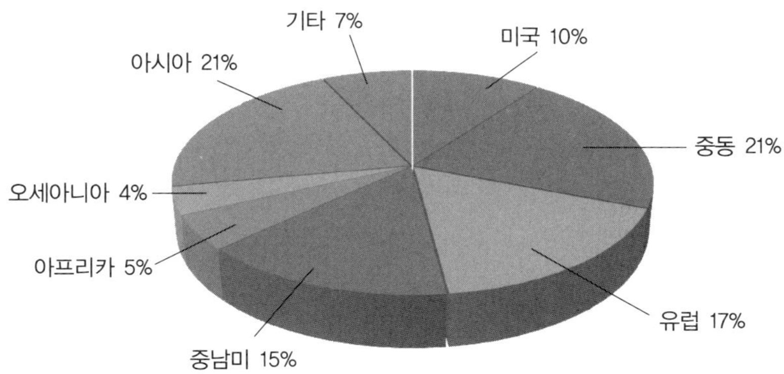

[그림 V-3] 전 세계 의료관광객 지역별 점유율

자료: 동남아 전략 산업 분석－의료 관광 현황과 정책적 시사점.

VI. 의료관광의 아웃바운드 국가들

현재 의료관광 시장이 중남미와 동남아시아에서 폭발적으로 발전하게 된 계기는 의료제도의 문제로 자국민의 건강보호를 제대로 이행하지 못하는 미국 등과 같은 선진 국가들, 중동과 같이 의료시설이 낙후된 나라의 부유층들이 타국으로 눈을 돌리게 되었기 때문이다. 자국의 의료비 상승과 의료 기회의 차별, 대기시간 등 각종 불편한 의료서비스를 감수하지 않으려는 환자들이 질적 수준과 비용이 모두 우수한 타국을 선택하는 것이 가능해졌기 때문이다.

이 장에서는 미국, 캐나다, 영국 3국의 의료제도와, 현재 상황을 살펴 한때 의료 강국이었던 선진국들이 왜 의료서비스의 수요국이 되어 가고 있는지를 추적하고자 한다. 의료관광 송출국의 제반적 문제와 그들의 의료문화를 분석하여 송출국의 환자들을 유치할 때 고려해야 할 점들이 무엇인지 살피고자 한다.

먼저 의료관광 시행국들이 환자가 제일 많을 것으로 여기는 국가, 미국의 의료 제반에 대해 살펴보겠다.

1. 미국

1) 의료관광객의 최대 송출 국가

미국의 의료제도는 최고이면서 동시에 최악이라고 평가받는다. 미국은 상당수의 국가들이 시행하고 있는 국민의료보험 제도를 운영하지 않는다. 다양한 계층의 욕구를 고루 만족시키기 위한 취지 아래 민간보험에 의존하고 있다. 따라서 미국의 의료는 가장 혁신적이며, 세계 최고 수준의 의료를 제공하고 있으나 값비싼 비용을 지불해야 한다.

이런 미국이 최근 의료관광의 최대 송출 국가로서 남미나 동남아시아의 타깃 국가이다. 미국의 많은 환자들은 자국의 불합리한 의료제도에 불만을 품고 해외로 눈을 돌리고 있는 실정이기 때문이다.

미국의 의료제도는 일부 공공의료제도를 제외하고는 민간의료보험 제도에 의해 운영된다. 공공의료제도에서 제외되는 대다수의 국민들은 자신의 개인보험 구매를 통해 진료와 치료를 받고 있는 시스템이다. 즉 의료제도가 민영화되어 보험과 제약 자본의 의료체계를 지배하는 양상을 띠고 있다. 따라서 의료계와 보험계의 이익의 극대화가 환자의 안위와 웰빙보다 우선한다.

미국의 의료는 '의료산업'으로 명명될 수 있으며, 아널드 S. 렐만이 비판하였듯이 지구상에서 가장 의료가 상업화된 국가라고 할 수 있다(Arnold S. Relman, 2008). 이런 산업 개념의 의료제도 아래에서 많은 미국 국민들이 의료의 사각지대에 놓여 있다. 미국 인구의 16% 정도가 보험에 가입되어 있지 않다. 최근 미국의 모기지(Mortgage) 사태로 인한 경제 후퇴로 인해 보험 미가입자들의 93%가 빈곤층이 아니라 중산층이라는 것이 발표되면서 논란이 일고 있다. 그리고 장기치료가 요구되는 당뇨 환자 11%(72만 7,000명), 고지혈증 환자 7.9%(216만 명), 고혈압 환자 11.6%(243만 명)가 무보험자라는 점도 심각한 사회문제가 되고 있다(김명희 외, 2010).

메디케어와 메디케이드 수혜자가 15% 정도 되고 보험 가입자가 65% 정도 되는데 이들이 지불하는 의료비용이 상당하다. 4인 가족이 1년에 평균 1만 880달러의 보험료를 부담하고 있는 실정이다. 최첨단 장비의 이용과 의료시설 등의 비용 증가로 인해 보험료의 상승이 지속될 것으로 예상된다. 개인 부담금이 가중되는 것이다.

게다가 미국인들을 괴롭히는 또 다른 요인은 보험사의 횡포이다. 보험사들은 의료비 지출을 줄이기 위해 보험 가입자의 병력을 심사하여 보험 가입 여부를 일방적으로 정하고 치료에 있어서도 각종 기준과 규제들을 동원하여 치료를 거부하는 사례가 늘고 있다. 중증치료의 경우는 고의료 비용으로 인해 파산에 이르기 일쑤이다. 매년 200만 명이 의료비로 파산하고 있는 실정이다. 개인 부담금을 포함해 의료비 지출은 세계 최고 수준이지만 의료서비스는 최악인 것이다.

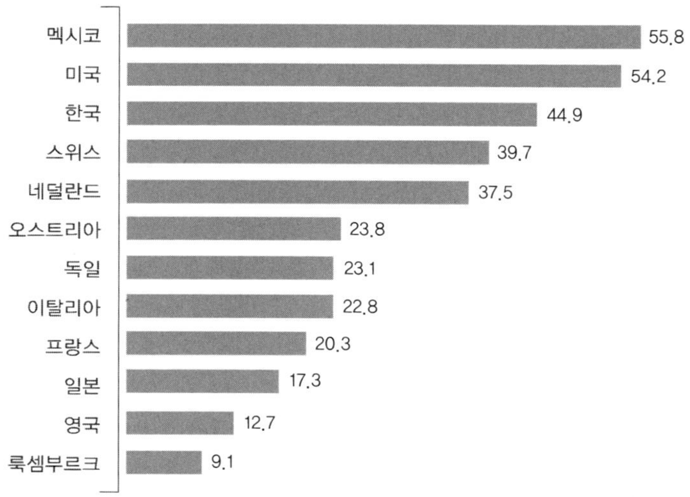

[그림 Ⅵ-1] 세계 주요국의 의료비 민간부담 비율

자료: OECD(2008).

미국이 이런 불완전한 의료제도로 고통받고 있다는 사실은 마이클 무어 감독의 다큐멘터리 영화 〈식코(Sicko)〉로 인해 전 세계에 알려지게 된다. 이 영화는 의료보험도 없고 돈도 없는 한 남자가 자신의 무릎을 직접 꿰매고 있는 장면부터 시작한다. 그런가 하면 손가락이 절단된 환자가 치료비를 감당하지 못해 한 손가락만 접합하고 나머지 손가락을 포기하는 등 고통받는 미국인들을 직접 인터뷰하면서 미국 의료제도의 불평등과 불합리성을 적나라하게 고발하고 있다.

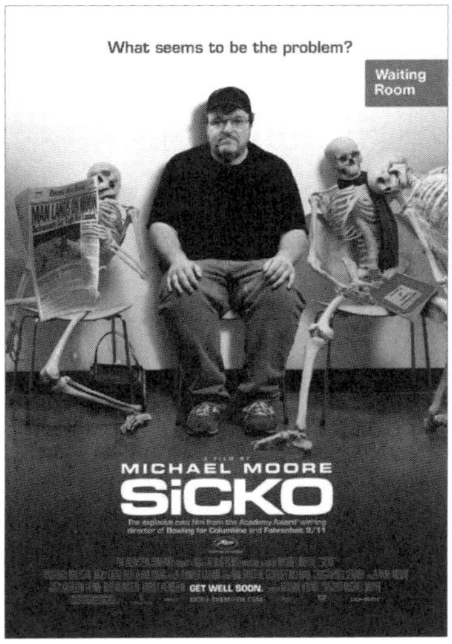

[그림 Ⅵ-2]
출처: Google.

도대체 무엇이 미국의 의료제도를 이렇게 만든 것인가? 그리고 왜 이런 제도가 유지되면서 많은 사람들을 고통으로 몰고 있는가? 왜 미국 환자가 전 세계 의료관광 시행국의 주요 타깃이 되었는가? 이 질문의 답은 미국 초창기로 돌아가 의료시스템의 성립과정을 살피면서 해결될 것이다.

2) 미국 의료보장제도의 역사

미국 의료가 본격적으로 형태를 잡아가기 시작한 것은 1900년 초기로서 AMA(American Medical Association)가 강력한 국가 원동력이 된다. 1901년 미국의료협회는 8,000여 명(1910년에는 70,000여 명으로 증가)의 의사들로 구성되면서 초기 의료 체계를 형성하기 시작한다. 그러나 무엇보다 의료보장제도의 필요성을 역설하면서 AMA의 강력한 견제 세력으로 등장한 사회당의 정치운동으로 초기 의료체계에는 많은 변화를 겪게 된다. 1901년 사회당의 창립대회를 통해 최초로 사회보험의 도입을 논의하게 된다. 당시 사회당은 노동과 사회 전 분야에서 국민의 권익을 옹호하는 진보운동을 펼치게 되는데 특히 노동현장에서의 사고, 실업, 그 외 질병과 노령에 대한 보장 제도를 주창하였다.

그리고 1906년 미국노동자입법협회, 즉 AALL(American Association for Labor Legislation)이 산업재해보상운동을 전개한다. 그들의 노력으로 1915년 최초로 국민의료보험 법안이 제안된다. 당시 사회당과 노동자협회의 진보운동은 폭발적인 지지를 얻으며 큰 사회적 반향을 일으켰다.

이러한 정치적 운동이 전개되는 가운데 당시 많은 민간 부분에서는 보험제도와 유사한 의료제도들을 시행하고 있었다. 일명 정액제 의료서비스라고 할 수 있는 이 제도는 마을 사람들 또는 고용인이 일정 금액을 미리 지불하고 그 금액 한도액 내에서 진료를 받는 체계였다. 현재의 고용 기초의료보험제도와 유사하다고 할 수 있다. 1910년 워싱턴, 타코마의 서부 진료소(the Western Clinic)에서 매달 50센트씩 목재소 방앗간 소유주와 직원에게 폭넓은 의료서비스를 제공한 사례에서 그 시작을 알 수 있다.

그후 1906년 설립된 미국노동자입법협회(AALL)는 산재 보상에 대한 입법운동을 전개하다가 1915년 사고, 실업, 질병, 노령 등에 관한 '사회보험'에 대해 최초로 국가 회의를 조직한다. 그러나 이런 진보운동이 오래 지속되지는 못했다. 많은 국민들이 의료보장제도를 요구하고 있음에도 불구하고 많은 반대에 부딪히며 결국 무산되고 만다.

그 이유로는 우선, AMA는 진료비 보상이 정액제로 이루어지는 데 반대했으며 의료보험을 정부가 통제하는 문제에 찬성하지 않았다. 또 다른 노동자 기관인 AFL(American Federation of Labor)은 의료보험으로 인해 불필요한 정부의 간섭과 개입이 강해지면 노동조합의 영향력이 감소할 것이라는 우려로 반대 입장을 고수하였다(김창엽, 2005). 이렇게 미국의사협회의 반대와 민간보험에 대한 법안에 반대하는 운동 속에서 의료보험운동은 쇠퇴기에 들어간다. 게다가 제1차 세계대전이 발발한 후 전 국민 의료보장이 독일식 전체주의와 연관되어 그 추진력을 상실하고 만다. 1917년 러시아 사회주의 혁명이 성공을 거두고 독일의 제1차 세계대전 도발로 전 국민 의료보장은 미국 국민에게 공산주의 혹은 독일과 연관된 것으로 인식되었기 때문에 반대여론이 크게 확산된 것이다. 결국 의제를 몰고 갈 정치세력의 역량 부족, 집단 간의 이해관계, 러시아나 독일에 대한 반발 등이 전 국민 의료보장에 대한 논의를 주춤하게 했다.

1920년대는 정치권의 안주하는 태도로 인해 건강보험 개혁에 대한 의지가 미온적이었다. 그러나 1929년 마이클 셰디디 박사(Dr. Michael Shadidi)에 의해 오클라호마 엘크(Elk)시의 협력적 건강 계획을 창시함으로써 조직적 의료서비스가 시작되었다. 이 제도는 미리 제시된 요금을 지불하고 셰디디 박사로부터 의료서비스를 받을 수 있도록 하는 제도였다. 같은 해에 L.A.에 위치한 로스 루스디 박사가 로스 루스 메디컬 그룹((Ross-Loos Medical

Group)은 그 시의 수력, 전력부서 직원과 군 직원에게 선지급 방식의 서비스를 제공했다. 이 그룹의 회원들은 매달 1.50달러를 지불한 것으로 알려져 있다. 1982년 이 그룹은 시그나 헬스케어(CIGNA Healthcare)로 거듭난다. 그리고 1929년 텍사스 댈러스의 베일러 병원(the Baylor Hospital)은 1,500여 명의 교사들에게 의료서비스를 제공하는 선지급 시스템을 도입했다. 이것이 우리가 현재 블루 크로스(Blue Cross)로 알고 있는 의료회사의 탄생이다.

1930년대는 대공항의 여파로 농민, 노동자, 실업자, 여성 등의 지지 속에 사회보장제도의 필요성이 대두했다. 특히 하원 의원 어니스트 런딘(Honest Lundeen)이 사회보장법을 제안하면서 많은 지지를 얻었다. 게다가 노동조합들도 공공 의료보험제도에 찬성하기 시작했다. 그러나 이러한 운동이 의사협회와 보험사들의 눈치를 보며 비공개적으로 이루어져 정작 대중의 지지는 이끌어 내지 못했다. 당시는 실업과 경제보장이 시급한 시기였으므로 의료보장제도는 뉴딜정책에 포함되지 않았다.

1940년 들어 트루먼 정부는 다시 한 번 전 국민 의료보험를 제창하였지만 AMA의 강력한 반대에 부딪혀 공산주의 음모(Communists plot, 매카시즘)로 거부당하고 만다. 당시 AMA는 막대한 자금을 동원하여 전 국민 의료보장 법안을 지지하던 의원 80%를 낙선시키고 의료보장제도를 사회주의 의료(socialized medicine)로 매도하며 그 성립을 무산시키고 만다.

1965년 민주당의 진보적 사회운동으로 인해 노인 의료보장제도인 메디케어(Medicare)와 메디케이드(Medicaide)가 설립되었다. 이로써 부분적 국민 의료보장제가 출범하게 된다.

메디케어는 65세 이상의 노인에게 지원되는 의료지원 서비스이며 메디케이드는 일정한 빈곤선 아래의 빈곤층을 보조하는 프로그램이다. 이 중 메디케어는 케네디의 진보운동과 노인 이익집단의 노력의 결과이다. 그러나 이러한 제도의 실행에도 불구하고 미국의 의료보장제도는 단편적인 방향으로 흐르고 많은 허점을 남기고 만다. 1970년대에는 석유파동과 잇따른 경제 침체로 신자유주의와 보수주의가 등장하고 레이건 정부 집권 하에서 사회정책 논의는 다시 한 번 사그러졌다.

1990년대 초반, 클린턴 정부가 들어서면서 전 국민 의료보험제도는 다시 한 번 수면 위로 떠오른다. 그는 보험료나 급여보장제도를 규제하는 등 정부가 개입하여 의료보장제도에서 배제되는 국민이 없도록 한다는 목표를 내세웠다. 관리경쟁에 기초하여 민간 부문 중심의 의료제도를 최대한 이용하면서 지역별로 '건강연합(health alliance)'을 만들어 재원을 조달한다는 계획이었다. 기업의 경우 최대 80%까지 사용자가 보험료를 부담하고 노동자는 20% 이내로 지불하는데 중소기업이나 개인 사업체의 경우는 정부가 일부 보조한다(김창엽, 2005). 그러나 이 개혁안 역시 의사협회, 보험회사, 제약회사, 그리고 자영업자들의 강력한 반대와 의회의 격렬한 논쟁 끝에 부결되고 말았다.

부시 행정부 아래에서는 의료보험 문제는 더 이상 논의되지 않았으며 많은 미국 국민들이 의료서비스에서 제외되며 고통을 받게 된다. 미국 국민의 15%가 보험 가입 없이 의료 사각지대에 놓이게 되었으며 보험을 구매했더라도 그 비용을 감당하기 어려울 정도로 의료비와 보험료가 상승하는 문제들에 봉착했다. 미국발 경제위기와 맞물려 주정부와 연방 정부의 의료비 재정 부담이 늘고 치료를 거부하는 병원과 보험사의 횡포 등 다양한 원인으로 미국 국민들은 의료 기본권을 침해당해 왔다. 의료보험사와 병원, 제약회사 등이 이권 다툼을 하는 사이 국민들은 의료서비스에서 소외되고 만 것이다. 결국 의료보험 개혁을 정치 생명으로 내걸었던 버락 오바마 행정부가 들어서게 된다.

오바마 행정부는 의료보장제도의 전면적 개혁을 주창하고 법안도 통과시켰으나 힘든 싸움을 하고 있다. 오바마 정부의 의료 개혁의 핵심은 기본적으로 전 국민이 의료보험에 가입하는 것이다. 소규모 작업장의 경우, 세제 혜택을 통해 의료보험 가입 의무를 돕고 있으며 이를 어기는 사업장과 개인에게는 수입의 2% 이상의 벌금을 물리도록 제안하고 있다. 그리고 미국의 의료제도에서 가장 문제로 뽑히는 보험사의 횡포에 대해서 많은 규제조치가 취해질 예정이다. 모든 민간의료보험회사들은 환자의 과거 병력, 개인의 건강상태에 따라 가입거절을 할 수 없도록 법으로 강제한다. 또한 의사와 병원에 대한 의료 법정소송을 줄이기 위해 의료관리인(medical commissioner)을 두어 중재 역할을 하게 한다. 그리고 공공보험과 민간 보험의 투명한 경쟁을 위해 보험상품거래소에 정부가 제시한 기본급여 기준을 충족하는 민간의료보험상품 이외에 연방정부 산하에서 운영하는 공공보험(public option)이 선택항목으로 포함된다.

오바마의 헬스케어 개혁법은 10년간 9,500억 달러를 투입, 무보험자 3,100만 명에게 의료보험혜택을 제공하는 등 의료혜택은 확대하고 의료비용은 낮추겠다는 개혁조치이다. 이에 공화당과 보수층은 부자들에게 엄청난 세금폭탄이 떨어질 것을 우려하면서 천문학적으로 소요되는 의료보험 예산을 자기네 돈으로 메울 수 없다고 강력히 비판하고 있다.

오바마 정권의 의료보험문제는 아직도 찬반 논쟁에 놓여 있으며 앞으로 그 추이가 주목된다.

3) 미국 공공의료보장제도의 부재 이유

(1) 다원적 민주주의

사회구성원 간의 경쟁과 타협을 거쳐 제도를 성립하는 다원주의적 입장에서 보면 미국의 의료보험제도가 민간 중심으로 운영되는 것은 당연한 것이다. 미국은 정부의 개입을 최소화하고 시장의 원리를 중시하는 국가이므로 사회주의 방식의 의료보장은 독재주의 발상이라고 믿어 왔다. 그럼에도 불구하고 대다수의 국민들은 정부의 역할이 확대되기를 기대하였다. 1943년부터 1965년 사이 2/3 이상의 국민이 개인 의료서비스에 정부의 지원이 필요하다고 주장했으며 전 국민 의료보장제도에 대한 찬성 비율도 1980년 46~50%이던 것이 2000년에는 55%까지 상승했다는 기록들이 그 증거이다. 미국 국민들은 미국 내의 의료서비스가 안정화되어 보호받기를 원했음을 알 수 있다(김창엽, 2005). 그러나 미국의 정치역사 과정은 이런 국민의 요구를 이행하지 못했다. 다원주의의 원래 취지와는 다르게 미국의 의료제도는 정치권력과 이익극대화를 추구하는 보험회사나 의료계의 횡포로 대다수의 국민들을 보호하고 있지 못하다. 국민의 요구와 필요에 의해 의료보장제도가 고려되어야 한다는 당연한 의제가 이익집단의 권익을 위한 도구로 전락한 것이다. 미국이 이상적 모델로 주창하는 다원 민주주의가 그 스스로의 모순에 빠진 형국이라고 볼 수 있다.

(2) 정부의 미온적 태도

앞 장에서 다룬 미국 의료보장의 역사에서 이미 언급한 내용이지만 미국 내에서 의료보장을 비롯한 사회보장제도에 대한 논의는 끊임없이 제기되어 왔다. 그중 국가 위기상황이 발생한 직후에는 이러한 요구가 증폭되었다. 초기 미국의 남북전쟁 이후 전쟁의 희생자 중 어린이, 여성, 노인에 대한 사회보장제도가 존재했으나 1896년 이후 정치제도의 부실과 정책 부재로 인해 이것이 복지제도로 이어지지 못했다.

세계대전 이후의 경제공황, 그 밖의 정치, 경제, 군사적 혼란의 역사 속에서 계속 대두되었던 의료보장제도는 정치적 논리에 이용되어 실시되지 못했다. 다원적 민주주의에 입각해 민간 부문이 이것을 떠맡게 된 후 의료를 포함한 사회보장제도 문제는 정치적 보수진영과 결탁하면서 전 국민 의료서비스지원 정책이 좌절되고 만다.

(3) 노동 구조

경제적 이해관계 즉 자본가 계급의 이해와 노동계급의 허약성 때문에 미국의 의료보장체계가 이루어지지 않았다는 견해이다. 미국은 19세기 노동조합 AFL 결성 당시부터 이민자, 흑인, 여성을 백인 숙련공과 분리하고 정치, 사회적 의제를 기피하는 기업적 조합주의(business unionism) 성향이 강하여 고용을 기초로 하는 민간보험이 확산, 정착되는 데 중요한 역할을 했다. 이로 인해 백인 남성 중심의 노동구조로 사회적 기회, 의료서비스 기회 등의 불평등이 초래되었다. 민주주의 극대화의 추구가 사회적 계급, 자본적 계급이라는 현실에 무릎을 꿇고 현재 최악의 의료보장제를 탄생시키고 만 것이다.

'미국에는 왜 전 국민 의료보험이 없는가?'라는 의문은 이 세 가지 정치적, 사회적 요인으로 설명될 수 있다. 즉 정부 주도의 의료보험 강제 가입은 개인 선택의 자유를 파괴하고 관료주의, 전체적 집단주의, 세금 인상 등을 불러올 뿐이라는 권력층의 비판이 승리해 왔기 때문이다. 특히 모든 문제는 사회주의 정책에 대한 미국의 공포로 귀결될 수 있다. 미국 사회는 오랫동안 사회주의 정책을 전체주의로 인식하며 정부 주도의 복지정책을 스스로 거부해 왔다. 그 과정에서 극단의 자본주의, 자본과 정치권력의 결탁이라는 부작용을 초래했으며 그 고통은 고스란히 국민의 몫이 되어 버린 것이다.

4) 공적 의료보험

미국의 공적 의료보험은 극히 제한적으로 혜택을 부여하고 있으며, 민간의료보험은 HMO, Blue Cross, Blue Shield와 같은 의료기관을 통하여 운영되고 있다.

의료보험은 여러 가지 형태가 있으며 민간 보험 외에 연방정부 산하의 사회보장(Social Security) 사무국에서 65세 이상을 대상으로 운영하는 메디케어와 주정부에서 빈곤층을 상대로 제공하는 메디케이드가 있다.

(1) 메디케어(Medicare)

트루먼 정부는 루즈벨트의 뉴딜정책을 이어 가고자 조세로 의료보험을 추진하였으나 각 권력층의 반대에 직면한다. 정부의 지원이 불필요한 부유층에게도 이루어진다면 정부 예산에 심각한 지출이 염려되며 정부가 의료계를 통제하는 것은 사회주의 발상이라는 거친 비판들이 쏟아졌다. 그러면서도 동시에 여성, 노인, 아동 등 사회 약자들의 보호정책이 강력하게 주장되자 정부는 국민의 요구를 수용하는 절충적 방안으로 노인을 대상으로 하는 부분적 의료보장제도를 제안하게 된다. 그후 끊임없이 논쟁이 이어지다가 본격적으로 법안이 검토된 것은 1958년부터이다. 이 시기부터 법안이 통과된 1965년까지 가장 기여를 많이 한 집단은 노인협의회(National Council of Senior Citizens)이다. 이들은 단기간에 60만 명의 회원을 확보하며 이익집단으로 성장한다. 이들의 강력한 요구와 케네디 정부의 진보성향이 결합하여 결국 노인을 위한 공공보험 메디케어가 선택되었다.

① 대상자: 메디케어는 사회보장세를 지불한 사람에 한해 그들이 65세가 된 이후 지급하는 의료보조제도이다. 그 밖에 장애인, 만성 신부전 환자, 루게릭 환자 등이 포함된다.

② 개요: 메디케어는 4파트로 이루어져 있다.

Part A: 자격이 있는 사람들에게 무료로 제공되며 병원, 양로원(의료치료가 요구되는 경우에 한함), 호스피스, 가정간호서비스 등 입원비가 보장된다. 메디케어로 혜택받을 수 있는 최장 입원기간은 90일을 넘지 못하며 그중에 60일간은 전액 보험혜택을 받고 그후에는 본인 부담이다. 이 부분의 재정은 세금으로 충족되며 메디케어의 지출의 절반에 해당된다.

Part B: 파트 A의 보충적 보험으로 의사비용 및 통원치료비가 포함되는데 의료비용의 80%까지 받을 수 있다. 메디케어 B에 포함되는 의료비용은 각종 X-Ray, 마취, 수술, 정신신경과 등이 있는데 정신질환의 경우에는 비용의 50%까지만 해당된다.

메디케어 A에 가입될 자격여건이 있는 사람은 자동적으로 메디케어 B에 가입이 되는데 메디케어 B는 월 의료보험료를 별도로 부담해야 하므로(대개의 경우 소셜시큐리티에서 받는 연금에서 매달 자동 공제된다) 원하지 않는 사람은 메디케어 B에 가입을 하지 않아도 된다. 메디케어의 재원은 가입자의 보험료(25%)와 일반 예산(75%)으로 전체 지출의 1/3이 파트 B에 쓰인다.

Part C: 별도의 관료 의료방식으로 보험 가입을 원하는 대상자를 민간보험에 가입한 후 연방 정부가 보험료를 부담하는 방식이다. 일종의 위탁 관리 시스템이라고 할 수 있다.

Part D: 외래 처방약 급여이다.

(2) 메디케이드(Medicaid)

메디케이드는 사회의 빈곤층을 위한 보장제도이다. 주정부에서 연방정부의 보조금을 받아 운영되는데 혜택이나 보험 내용은 일반 보험과 유사하다. 가입자는 주정부에서 제공하는 일정 수준 이하의 재산을 가지고 있는 사람을 대상으로 하므로 연령 제한을 두지 않으며 가입자격이 갖추어진 것으로 결정되면 가입자는 별도의 부담이 없는 무료 의료보험제도이다.

이 메디케이드의 대상자는 범주적 필요군, 의학적 필요군, 특수집단으로 나뉘어 정해진다. 범주적 필요군은 소득을 기준으로 정하는 것으로 빈곤선 기준에 따라 급여가 결정된다. 의학적 필요군의 대상자들은 의학적 건강 상태를 기준으로 대상자를 결정하는데 산후 60일까지의 산모, 18세 이전의 어린이와 청소년, 시각 장애인 등을 포함한다. 마지막 특수집단에 속하는 대상자들은 빈곤선 100% 이하의 저소득층, 자궁암이나 유방암 등 여성암에 걸린 여성, 무보험 결핵환자 등이다. 메디케이드의 운영은 연방정부와 주정부가 공동으로 맡아 관리한다.

(3) **메디갭**(Medigap)

이 제도는 사보험이면서 공적 기능을 하는 보험이라고 할 수 있는데 메디케어에 없는 혜택을 제공하기 위해 추가 가입하는 보험이다. 65세 이후 지속적으로 약을 복용해야 하는 노인들에게 약 비용을 부담해 준다. 그러나 150일 이후는 본인 부담이다.

(4) **트라이케어**(Tricare)

트라이케어의 공식적 명칭은 Civilian Health and Medical Program of the Uniformed Services(CHAMPUS)이다. 이 의료보장제도는 제2차 세계대전과 한국전쟁 이후 군인보호가 논의되기 시작해 국방부 지원으로 1966년 법안이 통과되었다.

군인과 은퇴군인, 군인 가족 등이 이 제도 하에서 의료서비스의 지원을 받고 있다.

5) 공공의료보장제도의 한계

미국이 시행하는 공공의료제도가 부분적인 보장제도인 것을 차치하고라도 그 안에서의 충실한 보장 정도를 평가해 본다면 여전히 한계를 많이 드러내고 있다. 우선 메디케어의 경우, 고용인으로서 사회보장세를 지불한 인구에게만 지원되는 보험제도이기 때문에 유색인종, 실업자, 미혼자일 경우 의료의 사각지대에 놓여 있다. 게다가 메디케어에서 지원을 받는다고 할지라도 추가적으로 부담해야 하는 사례들이 많아 보험내용의 충실성이 떨어진다. 특히 노인들에게 있어 이 추가 의료비용은 상당한 부담으로 작용한다. 소득이 낮은 노인층일수록 메디케어의 보장과 의료접근성은 떨어진다고 볼 수 있다. 그리고 1983년 시장중심의 비용절감정책인 포괄수가제(Diagnosis Related Group, DRG) 도입으로 인해 재정부담만 늘어났다. 포괄수가제는 환자의 특성을 고려하지 않은 채 진단명에 따라 보험 비용을 일정하게 지불하는 방식이다. 이로 인해 환자들의 질환을 좀 더 상향조정한다든가 이윤이 남는 환자들을 유치하고 그렇지 않은 환자들은 거부하는 부작용 등이 속출하였다.

이와 동시에 한편에서는 노인들에게 건강 기구에 가입할 것을 장려했는데 이 제도의 관리가 허술해 많은 의료비용이 새어 나가게 되었다. 현재 메디케어는 건강 유지 기구인 민간보험에 연간 770억 달러를 지원하고 있다. 거대한 보험회사의 로비에 발목 잡혀 미국 정부는 공공의료재정을 민간보험에 지원하면서 재정압박을 받고 있는 상황이다. 이러한 금전적 로비 정치 구조에서 국민들만이 의료비 부담 가중으로 고통당하고 있다.

메디케이드 역시 그 한계가 많다. 빈곤층의 기준이 과연 많은 저소득층을 포괄할 수 있는가 하는 근본적인 문제를 해결해야 하며 점점 상승하는 보험료 문제를 해결해야 하는 과제 또한 남아 있다.

6) 민간의료보험

미국의 민간의료보험은 1910년 후반부터 전 국민 의료보장제도를 저지하고 사회적 필요를 충족하기 위해 그 사업이 확장되었다.

1920년대 프루덴셜사가 노동자 생명보험을 판매함으로써 단체의료보험을 시작하였으며 1921년 메트로폴리탄 보험사는 최초로 개인 의료보험을 판매하기 시작했다. 그후 많은 보험사들이 단체 장애보험 상품을 개발하고 판매했다. 그 예로 GM은 직원 18만 명을 메트로폴리탄 단체보험에 가입하기도 했다. 경제공항 이후 1930년 중반 뉴딜정책과 사회보장 논쟁에 힘입어 고용에 기초한 집단적 의료보장 방식이 새로운 대안으로 떠올랐다. 노사관계의 변화로 새로운 “노동관계법”에 따라 노동자와 사용자 사이의 단체교섭이 강화되어 노동조합의 발언권이 커졌다. 따라서 노동조합은 민간의료보험을 구매하는 데 자신들의 의견을 반영하였으며 스스로 보험 구매도 맡았다. 노동조합은 의료보장의 중요성을 역설하고 고용기초 민간보험을 확대해 나갔다. 1950년 말 당시 고용 기초 민간보험이 확고히 설립되었으며 제조업 노동자의 90%가 의료보험에 가입되었다. 이것은 1948년 태프트-하틀리 법안(Taft-Hartly Act)에 기초하는데 고용주가 노동자에게 의료보험을 제공하는 구조이므로 자연스레 노동자 통제가 가능해졌다. 즉 노동자들이 실업 상태가 되면 자신과 가족의 의료보험을 상실하기 때문에 파업이나 노동쟁의가 미연에 방지되는 효과가 있었다.

또한 의사와 병원들이 조직한 민간의료보험이 출현하기 시작했다. 경제공황으로 병원이용이 줄자, 환자들의 경제 부담을 줄이고 병원 경영의 안정을 꾀하고자 병원이 의료보장 확산을 주도하였다. 이러한 병원주도 의료보험서비스는 Blue Cross로 불리며 가입자를 늘려 갔다. 이들은 비영리조직으로 면세혜택을 누리고 병원과의 긴밀한 관계를 형성하여 1940년대에는 가입자 600만여 명의 거대 조직이 되었다. 또 다른 민간 주도 보험은 의사들에 의해 이루어졌는데 개인 의사들이 지역사회와 계약을 맺고 의료서비스를 제공하는 방식이다. 그 예로 헨리 J. 카이저(Henry J. Kaiser)가 그랜드 쿨리댐 공사 시 노동자들에게 정액선불 보험료제도를 기반으로 이 방식이 유용하여 일반인들에게도 확대되었다.

그 외에 L.A.의 전기, 수도부가 로스 루스((Ross-Loss, 1929)진료소와 계약을 맺고 2,000명의 노동자와 그의 가족들에게 월 2달러의 보험료를 지원했다. 또한 시드니 가필드(Sidney Garfield)가 1933년 건설현장 노동자에게 정액제 선불보험방식의 의료서비스를 지원했다. 이런 방식으로 병원이 자체 공급구조를 가지고 정액보험료-포괄 서비스 방식의 관리의료를 시작하였다.

이런 방식은 1970년 HMO(Health Maintenance Organization)라는 명칭으로 확립된다. 이런 관리 의료는 행위별 진료비 보상 시스템이 가져온 의료비 상승문제를 해결하기 위한 닉슨 정부의 결정이었다. 의료비 보상 절감효과와 사용자의 부담을 줄이기 위해 HMO Act를 제정하고 기업들에게 과거 보험과 유사한 조건의 HMO에 가입하게 압력을 행사하고 개인 의사와의 계약을 허용하여 다양성을 넓혀 나갔다.

HMO는 1980년대 중반에 극적으로 증가하여 1990년대에는 5,000만여 명으로 그 가입인구가 증가하였다. 그 과정에서 대형 보험사들이 HMO방식의 보험에 뛰어들었고 흡수와 합병을 거치며 거대조직으로 성장하게 된다. 2000년 들어 관리의료 HMO는 많은 불만을 일으키며 가입자가 줄어들게 되었다. 의료보험사의 까다로운 가입 절차로 가입 거부, 그리고 의료비 상승 등이 맞물리며 소비자와 의료진으로부터 비판받게 된다. 현재 수많은 미국 국민들이 의료보험과 의료서비스를 제대로 받지 못해 고통을 당하는 상황까지 이르게 된 것이다.

(1) 건강보험의 종류

대부분의 미국인의 경우, 의료보험은 고용을 기초로 하는 관리 의료보험 개념으로 HMOs 내지 PPOs에 등록되어 있다. 그 외에 이 둘의 특성을 결합한 POS(point-of-service) 보험이 존재하나 미국 보험의 큰 종류로 HMOs와 PPOs가 꼽히며 이 둘의 개념과 차이를 이해하는 것이 매우 중요하다고 하겠다.

① HMOs(Health Maintenance Organizations)

건강과 관련된 의료서비스 일체를 네트워크 제공자로부터 지원받는 보험체계이다. 자신의 주치의(PCP, Primary Care Physician)를 선정해야 하고, 모든 의료상의 진단, 상담 등을 하는데 여기에는 내과, 가정 의학, 부인과, 소아과 등이 포함된다. 만일 자신의 주치의가 마음에 들지 않을 경우 한 달에 한 번씩 변경이 가능하다. 그리고 만약 의료검사를 통한 전문적 의료치료가 요구되는 경우에는 필요한 전문의를 추천받은 다음 이용할 수 있다. 이때 환자가 추천(위탁)되지 않거나 HMOs 네트워크 외의 의사를 선택한다면 치료비 전부를 본인이 부담하게 된다.

HMO 의료보험의 장점은 우선, 담당 주치의가 있기 때문에 질환의 병력과 예후 관리가 지속적으로 이루어지게 되어 일률적인 상담과 진료가 가능하다는 것이다. 그리고 코페이먼트(Co-payment)가 적어 부담 없이 진료를 받을 수 있어 어린 자녀를 두고 있는 젊은층에게 유용한 보험이다. 그러나 HMO 의료보험의 단점은 본인의 필요에 따라 조속히 주치 의사

또는 전문 의사를 볼 수 없다는 것이다. HMOs의 경우, 예약 시 소정의 절차를 거쳐야 하고 간간히 의사와 보험회사 간의 미흡한 행정 처리로 비용청구나 지불에 상당한 시간을 소요하는 불편도 야기한다.

② PPO(Preferred Provider Organizations)

PPO 가입 환자는 각 보험회사가 계약한 의사와 병원을 통해 의료서비스를 받는다. HMO와는 달리 환자가 선택한 주치의 개념이 없고, 또한 전문의를 추천받지 않아도 환자 본인이 전문의를 찾아 갈 수 있는 플랜이다.

PPO 가입자는 공제액(Deductible)과 의사 방문 시의 코페이먼트를 부담하게 된다. 환자는 직접 의사에게 의료비를 지불하고 PPO에게 상환을 요청한다. PPO의 구조는 상당히 복잡하기 때문에 환자는 자신이 가고자 하는 병원이 본인이 가입한 보험사의 멤버 병원인지를 확인해야 한다. 그렇지 않을 경우 환자 본인 부담금이 가중될 수 있다.

(2) 의료보험 용어

① Deductible(공제액)

일정 공제액 한도까지는 환자 본인이 부담하는 액수이다. 예를 들어 환자가 1년에 700달러의 deductible을 선정한다고 가정해 봤을 때 그 환자는 700달러까지 병원비가 발생하면 그 금액은 자신이 직접 지불하고 수술이나 고비용 치료비가 발생해 산정한 deductible보다 많이 발생할 때 의료비 지원을 받을 수 있다.

② Co-payment(본인 부담액)

치료, 검진에 대하여 미리 정한 금액 또는 퍼센티지(%)로 환자가 부담해야 하는 금액이다.

③ Office Visit(의사 진료)

의사 방문 시 의사와의 면담만으로 청구되는 진료비용이다.

7) 미국의 의료관광

미국의 의료 시스템은 세계 최고이면서 동시에 최악이라는 평가를 받는다. 부유층들은 최고의 의료시설을 이용하고 세계 최고의 의료진에게 진료를 받을 수 있기 때문에 중산층 이상의 국민들에게는 시장 원리의 민간의료 시스템이 긍정적으로 작용한다. 그러나 중산층

이하의 국민들과 빈곤층에게는 고비용의 의료비 부담에서부터 의료서비스의 불평등에 이르기까지 부정적인 시스템이다. 따라서 미국은 최고의 의료관광국이면서 동시에 최다 해외 환자 유출국이기도 하다.

현재, 의료관광산업이 동남아시아를 중심으로 팽창하고 있으나 사실 오랫동안 국제 의료시장에서 우위를 선점하고 의료관광의 최종 목적지로 군림해 온 국가는 미국이다. 최고의 의료시술을 원하는 환자들은 미국행을 고집한다. 특히 난치병 환자들의 유입은 꾸준히 진행 중이다. 선진적 기술과 첨단장비, 의학적 성과 등으로 무장한 미국의 의료는 전 세계 환자들이 동경하는 의료 제공 국가라고 할 수 있다. 2001년 9 · 11 사태 이후 해외환자의 수(특히 중동 환자는 50% 감소)가 전체적으로 20% 이상 감소하였으나 매년 3만여 명의 환자들이 미국 내 병원에서 진료를 받은 것으로 알려져 있다(조찬호 · 이경원 · 유해원 · 이철환, 2010). 이들 환자들은 미국의 세계적 병원들인 클리블랜드 병원(Cleveland Clinic), 존스홉킨스 병원, 필라델피아 인터내셔널 병원(Philadelphia Int'l Medicine), 메이요 병원(Mayo Clinics) 등을 찾고 있다.

이 중 휴스턴에 위치한 텍사스 메디컬 센터(Texas Medical Center)는 세계에서 가장 큰 규모의 최첨단 의료 복합 단지이다. 암치료 전문병원인 엠디 앤더슨(M. D. Anderson)센터와 흉부, 심장치료로 유명한 텍사스 심장센터(Texas Heart Institute)와 메소디스트 병원으로 이루어진 특화된 의료 단지이다. 14개의 병원과 리서치 센터, 의학 및 간호학교들이 들어서 있어 의학 연구가 활발히 진행되고 의료 발전을 도모하는 의료 집약 단지이다. 6,000개 이상의 병상에 4,000명 이상의 의사와 간호사들이 대기하며 연간 환자는 550만 명 정도이다.

텍사스 메디컬 센터는 휴스턴 시 당국과 관광청이 제휴하여 각국의 상공회의소를 통해 홍보 작업을 벌이고 있다. 우리나라의 이건희 삼성 회장과 정세영 현대산업개발 명예회장이 치료받아 한국에도 그 명성을 떨치고 있는 이 메디컬 센터는 2009년 한 해에 1만 명 이상의 해외 환자를 치료했다.

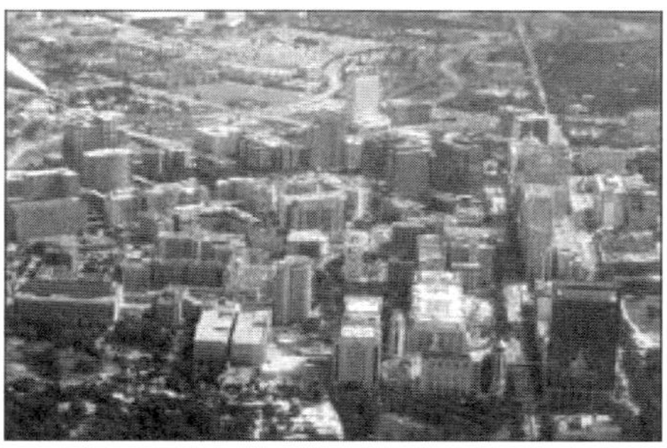

[그림 Ⅵ-3] 미국 텍사스 메디컬 센터 전경

출처: Google.

필라델피아 인터내셔널 병원은 1999년 총 9개의 병원이 참여하여 설립되어, 매년 3,500여 명의 해외 환자를 유치하여 6,000만 달러 이상의 수익을 달성하고 있다. 이 병원의 특징은 중동과 남미의 의료기관 및 정부와 긴밀한 네트워크를 구축하고 해외홍보, 마케팅에 주력하고 있으며 해외 의료인의 교육 및 교류, 원격진료 등의 다양한 프로그램을 운영하고 있다.

존스홉킨스 병원의 경우 주요 전문센터들을 운영하고 암에서부터 비뇨기과에 이르기까지 협진체제를 유지하고 있다. 세분화된 전문영역이 서로 통합적으로 치료를 시도할 수 있도록 마련된 장치로 환자들의 케어가 좀 더 종합적으로 이루어질 수 있다. 그리고 외국인 환자를 위한 전문적 코디네이터, 통역사를 두어 최적의 서비스를 지원하며, 환자와 보호자에게 맞는 문화적 서비스도 제공하여 외국 환자의 편의를 도모하고 있다.

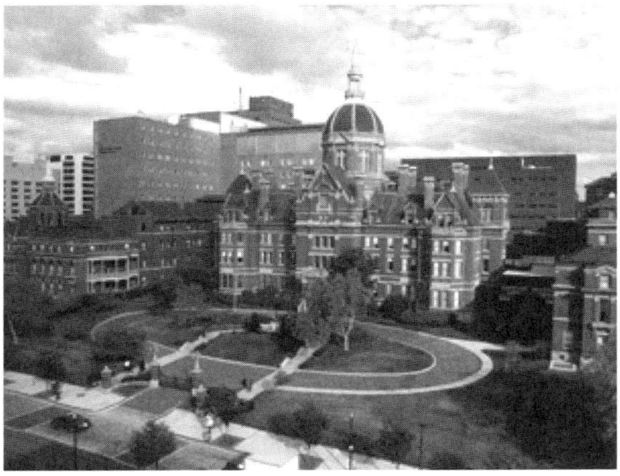

[그림 Ⅵ-4] 존스홉킨스 병원 전경

미네소타 로체스터(Rochester)에 소재하는 메이요 병원의 경우는 해외 환자가 전체 환자 수의 40%에 육박하고 있다. 메이요 병원은 150여 개국에서 50만 명 이상의 환자가 방문하는 병원으로 해외 환자를 위한 40여 명의 통역요원과 현장 보조원들이 배치되어 있다. 메이요 병원은 2003년 두바이에 클리닉을 설립하고 의료진을 파견하는 등 해외 파트너십을 확대하고 있다. 요르단과 사우디아라비아의 의료기관에 경영 컨설턴트를 지원하고 아랍에미리트와는 원격 진료를 협약한 상태이다. 그러나 무엇보다 메이요 병원은 협진문화를 선도하는 병원이다. 검사 소견이 나오면 늦어도 1시간 이내에 예약이 확정되고 정밀 검사도 당일에 처리된다. 협진이 필요한 경우 의사들이 모여 진료를 하게 되는데 3~4명의 의사가 한 환자를 진료하기도 한다. 메이요 병원은 이러한 협진 체제를 잘 운영하여 협진을 잘하려는 의사만을 채용할 정도로 협진을 강조하고 있다.

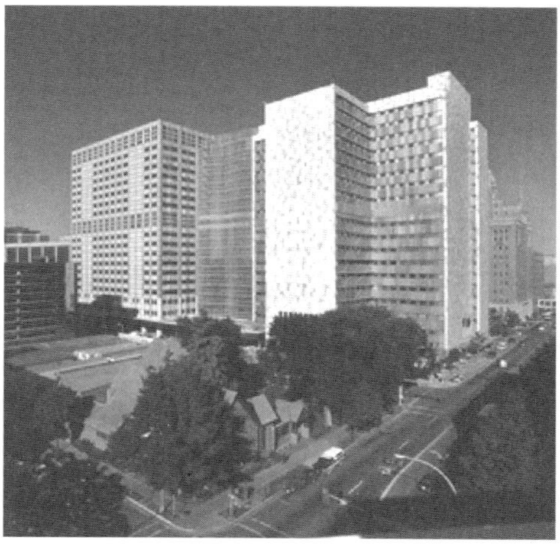

[그림 Ⅵ-5] 메이요 병원 전경

클리블랜드 병원은 미국과 거리 접근성이 좋은 중남미 국가나 캐나다를 중심으로 마케팅을 하고 있다. 주로 항공기 내의 잡지나 라이프 스타일 잡지를 통해 홍보를 하고 있으며 병원소개에서부터, 통역, 숙소 등 제반 안내를 펼치고 있다.

그 외 미국의 주요 병원들은 자체의 첨단장비와 우수 의료진을 바탕으로 해외 환자들의 발길을 잡고 있다. 그러나 미국은 소수의 병원들을 제외하고는 적극적으로 해외 환자를 유치하고 있지는 않다.

8) 미국 병원 문화의 이해

한국 정부가 의료관광을 시행하면서 최종 목표는 의료보험 문제로 의료지원이 부족한 미국 환자들을 유치하는 것으로 삼고 있다. 그러기 위해서 한국의 병원들은 우선 미국 병원의 분위기가 어떤지, 어떤 절차로 진행되는지 이해할 필요가 있다. 특히 미국인 환자들의 태도와 요구사항 등을 파악하는 것이 절대적으로 필요하다고 할 수 있겠다.

우선, 미국 병원의 경우 위생, 안전, 의료 과실에 대한 규정이 굉장히 까다롭다. 그러므로 의료진뿐 아니라 병원 스태프들까지 모두 철저한 위생을 유지할 것이 요구된다. 그리고 의료기기나 폐기물 처리에 대한 규정도 까다롭게 운영되고 있다. 환자의 안전에 대한 문제가 매우 민감하여 환자 처치와 환자 케어에 있어 의료진 외에는 그 어느 누구도 관여할 수 없다. 환자의 신체를 접촉할 수 있는 사람은 오로지 의료진뿐임을 인식해야 한다. 이뿐 아니라, 병원의 보안을 위해 중대 병원의 경우, 출입자 신분에 대한 보증과 짐 보안검색을 철저히 하고 있다. 병원입구에서 신분을 확인받고 환자나 보호자가 소지한 짐 수색이 이루어지는 경우가 많다. 이는 다양한 그룹들 사이에서 벌어질 수 있는 불미스러운 일이나 범죄를 미연에 방지하기 위한 절차이다.

무엇보다 미국의 의사들과, 병원을 괴롭히는 문제는 의료과실(malpractice)이다. 환자 치료 과정에서 발생하는 의료과실은 병원과 의사에게 치명적으로 작용하므로 병원의 안전과 위생, 과실방지 의무 등이 강조된다고 보겠다.

둘째로, 환자에 대한 기밀보장이 철저하다. 환자의 병력, 치료 상황 등에 대한 모든 내용이 철저히 보완된다. 미국 병원의 경우, 외부에서의 환자에 대한 언급이 일체 금지되어 있으며 이를 어길 시 법적 제재를 받을 수 있다.

셋째, 의사와 환자의 만남은 대부분 예약으로 이루어진다. 환자가 예약 없이 치료받고자 하면 응급실을 찾거나 개인 병원을 이용한다. 환자가 진료를 받고자 할 때 병원 간호사나 행정가는 환자의 보험가입 여부를 제일 먼저 확인한다. 환자가 어떤 보험사의 어떤 상품에 가입되어 있는지, 어느 정도 보장되는지를 확인한 후 그 기준에 맞춰 치료를 시행한다. 이는 병원 치료 외에 홈헬스케어의 경우도 마찬가지이다. 환자가 가입한 보험이 지불할 영역에 따라, 치료약, 치료시간 등이 달라진다.

넷째, 의사와 환자의 상담과 진찰시간이 한국에 비해 상당히 길다고 할 수 있다. 환자는 진찰 전에 자신의 보험 상태와 과거와 현재의 건강 상태 등에 대해 상세히 기록하고, 의사는 이를 바탕으로 환자와 심도 깊은 상담을 진행한다. 이때 많은 환자들이 자신의 질환에 대해 상세한 정보를 이해하고 있기 때문에 의사는 환자들의 꼼꼼한 질문에 최선을 대해 대답하며 의사는 환자와 치료에 대해 의논하며 진행한다. 의사는 환자에게 권위적이거나 우위적 태도를 보이지 않는다. 그리고 한 환자를 상담하는 시간이 평균 30여 분 정도로 하루 진료하는 환자 수는 평균 10~15여 명 정도이다. 환자와의 면담시간이 1~2분 정도에 지나지 않고 하루에 수십 명 내지 수백 명의 환자를 보는 한국 의료 문화와는 딴판이다. 한국이 의료관광으로 미국 환자들을 유치하고 국제적인 의료국가로 거듭나기 위해서는 한국 의사들이 가지고 있는 권위적 태도를 버리고 환자의 입장에서 환자의 질문과 반응에 성실히 응하는 자세를 취해야 할 것이다.

9) 미국인의 주요 질환

의료관광을 시행하고 환자를 유치하기 위해서는 각국 환자의 주요 질환을 이해하는 것은 필수적이다. 특정 국가 국민들의 유전적 질환 및 환경과 음식으로 야기되는 질환 등에 대한 분석이 좀 더 효과적인 치료를 가능하게 하기 때문이다.

과연 미국인들에게 가장 많이 나타나는 질환은 무엇인가? 물론 각 지역별로, 각 인종별로 다양하게 나타나겠지만 일반 통계를 바탕으로 살피는 것이 필요하겠다.

미국의 유명 병원인 메이요 병원의 한 조사에서 나타난 미국인의 10대 질환을 소개하고자 한다.

① **심장병**: 매년 미국인 사망의 원인 1위에 해당한다. 미국심장협회(The American Heart Association)에 따르면 모든 암 사망자를 합한 수보다 심장마비 사망자 수가 높다고 한다.

② **암**: 암 중에서 폐암이 상당히 높은 것으로 알려져 있다. 특히 여성의 경우, 유방암 등이 폐암으로 전이되는 경우가 많다고 한다.

③ **뇌졸중**: 여성에게서 세 번째로 많이 발생하는 질환이며 남성의 경우는 4번째로 발생률이 높은 질환이다.

④ **호흡기 질환**: 기관지염, 편도염, 폐기종 등이 주요 호흡기 질환으로 나타난다.

⑤ **부상**: 교통사고 환자가 상당하며 그 밖에 독성물질에 의하거나 넘어지는 사고로 인한 부상 등이 많다.

⑥ **당뇨병**: 당뇨병의 합병증으로 발 질환이나 눈 질환들이 많다.

⑦ **알츠하이머**: 여성에게서는 5번째, 남성에게서는 10번째로 높은 발병률을 보이는 질환이다.

⑧ **인플루엔자 및 폐렴**: 삶의 환경이 열악하거나 면역이 약한 사람에게서 발생하여 치명적인 상태로 발전되는 사례가 많다.

⑨ **신장병**: 고혈압과 당뇨병 등으로 인해 발병 빈도수가 높은 질환이다.

⑩ **혈액오염(Septicemia)**: 폐나 방광 감염 등 박테리아 감염으로 발생하는 합병증이다.

이상의 10가지 주요 질환을 열거해 보았지만 사실 많은 미국인들의 근본 문제는 비만이라고 할 수 있다. 미국인의 60% 이상이 과체중 상태로, 성인 비만 인구가 30%를 넘는다.

섭취하는 고열량의 음식과 운동 부족으로 인한 비만은 많은 내과적 질환뿐 아니라 관절염, 고관절 등의 뼈 질환을 야기하여 거동조차 불가능하게 하는 경우가 허다하다.

미국 환자들을 유치할 때 그들의 질환과 원인 등을 철저히 조사하고 이해하는 것이 필요하다. 어떤 경증 환자와 중증 환자들을 유치할 수 있는지, 예방의료 차원에서 어떤 점에 초점을 맞출 것인가를 결정하는 데 중요하기 때문이다.

10) 미국인 환자의 유치 현황 및 전략

현재 의료관광에서 미국인 환자의 유치 상황은 전반적으로 미흡한 상황이다. 미국 지역 출신의 환자를 유치했다기보다는 주한 미군과 재외 동포 중심으로 환자들을 모집하고 있는 상태이다. 미국 현지의 환자들을 대상으로 홍보하기 위해 여러 주에서 센터를 오픈하고 활동을 하고 있다. 서울대학교 병원은 2008년 L.A. Office, California 주정부 등록을 마치고 본격적으로 미국으로의 의료수출을 시작하였다. 미국 현지인들을 유치하는 것보다는 현지 한인 동포들을 대상으로 의료관광을 홍보하는 계획이 우선 실행되었다. 값비싼 미국 의료비를 부담하는 대신 저렴한 비용으로 고국을 방문하면서 의료검진 및 치료를 받을 수 있는 기회를 제공하게 되었다. 의료관광과 관련된 사안을 예약하고 상담하며 의료서비스에 불편함이 없도록 시스템을 가동하고 있다. 이와 동시에 서울대학교 병원을 홍보하고 현지 병원과의 제휴, 항공사, 여행사, 방송사, 보험사와 협력체계를 구축하는 발판으로 삼고 있다. 서울대학교 L.A. 사무소는 언론 매체를 이용하여 한인들을 먼저 공략하고 그 입소문으로 타민족 환자를 유치한다는 홍보 전략을 가지고 있다.

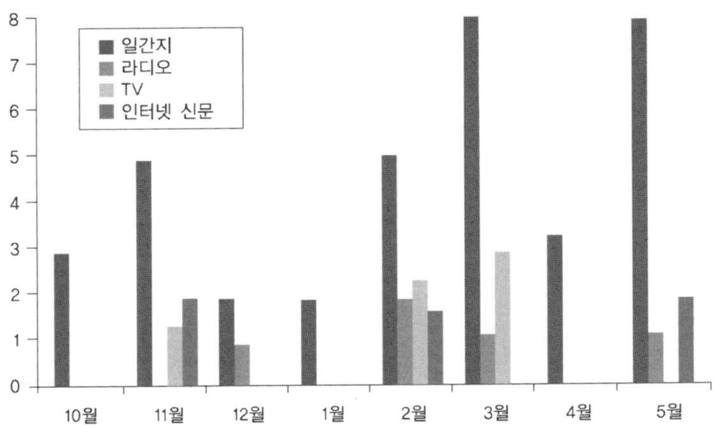

[그림 Ⅵ-6] L.A. 사무소 홍보 현황

자료: 한국 의료관광의 미래.

주요 의료관광 상품은 건강검진 프로그램으로 서울대학교 병원 강남센터와 연계하여 하루 만에 전신 상태를 정밀 진단하는 검진 프로그램을 운영하고 있다. L.A. 사무소 간호사가 환자의 병력, 가족력 등을 분석하여 개인별 맞춤 건강검진 프로그램을 구성하고 모든 절차를 담당해 준다. 중증 치료의 경우도 전문 의료진과의 상담 및 예약이 가능하며 서울대 각 협력기관들의 협진을 통해 이루어진다.

그러나 아직 구축해야 할 인프라가 상당히 많다. 우선 현지의 문화나 상황에 대한 분석과 이해가 좀 더 체계적으로 이루어져야 하며, 의료 비용 견적이나 기타 정보들의 제공이 정확하고 신속하게 이루어지도록 체계를 정비해야 한다. 그리고 의료 법률 내용이나 법적 책임 소재 등에 대한 행정 업무들이 개선되어야 한다.

현재까지 L.A. 사무소는 570여 명의 한인 의료관광객을 국내에 유치하였으며 매 분기마다 60~70% 성장을 기록하고 있다. 아직까지는 한인 중심으로 성과가 나타나고 있으나 L.A. 사무소는 해외 동포뿐 아니라 미국 환자들에게 한국의 의료 수준을 알릴 수 있는 중요한 지점이 될 수 있다. 그러므로 L.A. 사무소가 제대로 안착하여 발전하는 것이 무엇보다 중요하며 이를 위해 인프라 구축과 사업 발전에 총력을 기울이는 것이 요구된다.

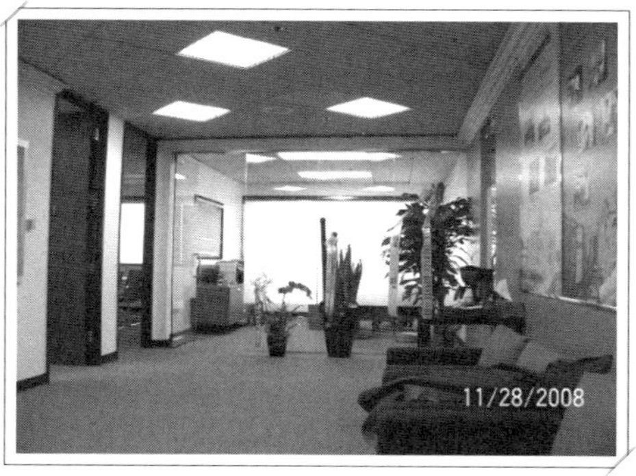

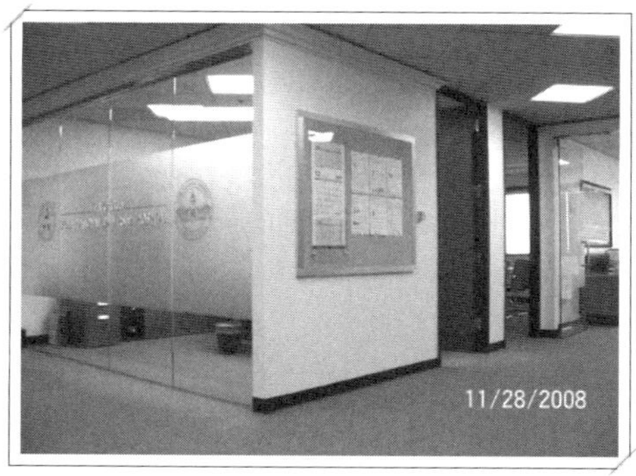

[그림 Ⅵ-7] 서울대학교 병원 L.A. Office

서울대학교 병원에 이어 서울 성모병원이 L.A.에 현지 지사를 세운다고 발표하였다. 이어 뉴욕으로 확대한다는 방침이다. 진료 희망자가 미주 사무소에 파견된 의료진과 간호사에게 일 대 일 상담을 요청한 후 국내 방문을 위한 항공권과 숙박 예약 등의 서비스를 지원받도록 한다. 사후 관리도 영상 회의 시스템을 통해 한국 의료진과 수시로 면담할 수 있도록 원격 진료 시스템을 가동한다는 전략이다.

L.A. 현지 사무소 개소와 더불어 보건진흥원은 2009년 11월 뉴욕 지소에 '한국보건의료사업센터(Korea Healthcare Business Center)'를 열고 미국 환자유치를 시작했다. 미국 보험

가입자 7,000명을 보유하고 있는 UHI(United Health International)와 미국 환자유치 의료보험 상품을 개발하기 위한 의향서를 체결하고 보험 적용 대상, 보험 적용 시술, 법적 이슈, 진료비 청구 프로세스, 환자 관리 방법 등 주요 이슈들에 대해 논의를 진행 중이다.

보건복지부는 미국 주요 도시에 31명의 한국 의료 홍보위원을 위촉하여 한국 의료를 적극 홍보하겠다는 취지를 밝히고 있다. 이들은 전문성을 갖춘 보건의료 관계자들로 한인 사회와 주류 사회에 영향력을 가진 인사들을 중심으로 각 지역 총영사관의 추천을 받아 선발되었다. 이들을 중심으로 미국 주류 사회로의 의료 공략을 추진하고 있다.

미국 현지 홍보 전략 외에 국내에서는 미국 환자유치를 위해 보험사와 체결을 하고 있다. 연세대학교 세브란스병원은 미국의 블루크로스 블루실드(Blue Cross Blue Shield of South Carolina)의 해외 의료서비스 대행사인 CGH(Companion Global Healthcare, Inc)와 환자 진료협약을 체결했다. CGH는 세브란스병원이 JCI인증을 유지한다는 조건하에 미국에서 세브란스병원을 홍보하고 진료 예약 대행 서비스 및 미국 내 공항에서 집까지의 교통서비스를 지원하기로 하였다. 이 두 기관은 시범적으로 관상동맥 우회술 등 10가지 수술에 대해 가격을 산정했으며 향후 다른 질환에 대해서도 정액수가를 책정, 보완해 나가기로 했다.

이러한 각계 의료기관의 노력으로 의료관광 유치 사업들이 작지만 나름의 전략을 가지고 시행되고 있다. 여기에 여행사들의 협력 네트워크로 의료관광 상품들이 시범적으로 판매되고 있다. 문화관광부와 보건복지부 등 정부 지원에 힘입어 여행사들이 상품 패키지 개발을 통해 환자들을 유치하고 있다. 주로 미국 환자들에 대한 상품 내용은 다음과 같다. 한국의 분단 상황이라는 특수성을 살려 임진각과 판문점 등의 국내 관광지를 둘러본 후, 협력 병원을 방문하여 건강검진을 받거나 피부 관리 등의 가벼운 시술들을 경험하는 프로그램을 운영 중이다. 이러한 상품에 대한 만족도가 대체로 높은 편이며 한국의 의료 수준에 좋은 반응을 보이고 있어 앞으로의 귀추가 주목된다.

한국 의료관광이 미국인 환자들을 공략하기 위해서는 메디케어에 속하는 미국 환자들이 선택할 수 있는 관리 시스템으로 들어가야 한다. 그리고 미국 보험회사 및 에이전시와 장기적인 파트너십을 유지하면서 정확한 시스템을 구축하도록 노력해야 한다. 빠른 시기에 결과를 내려는 조급증을 버리고 탄탄한 신뢰를 지속하는 행정 태도를 갖추어야 한다.

2. 캐나다

마이클 무어 감독의 〈식코〉에서 한 미국인 여성이 의료 치료를 위해 불법적 방법으로 캐나다까지 가서 병원을 방문하는 장면이 나온다. 미국인 싱글맘인 에드리언은 22세에 자궁경부암 진단을 받았으나 너무 젊은 나이라 자궁경부암에 걸릴 이유가 없다고 보험 지급을 거부한 보험사 때문에 많은 빚을 지고 말았다. 이후 에드리언은 캐나다로 국경을 건너 카일이라는 이름의 남자친구와 사실혼에 있는 것으로 속여 그의 의료보험을 이용한다. 여러 가지 위험에도 불구하고 캐나다행을 하는 한 여성의 고통스런 생활을 소개하며 무어 감독은 미국 보험의 한계를 비판하고 캐나다 보험의 장점을 설명한다.

캐나다는 미국과 달리 메디케어(Medicare)라는 전 국민 의료보장제도를 운영하는 국가이다. 일부 치과나 약, 치료비를 제외하고는 의료보험이 100% 의료비를 지불한다. 주정부가 의료관리와 공급을 담당하고 연방정부가 재향군인, 원주민, 군인, 교도소 수감자 등을 다루는데 의료보장제도의 국가적 기준을 정하고 그 기준에 따라 전국적으로 통일된 정책을 운영한다.

1) 캐나다 공적 의료보험의 역사

캐나다는 1876년 British North American Act에서 각 주가 의료기관을 관장한다는 것을 명시하면서 의료정책을 시작하였다. 그러나 의료보장제도가 본격적으로 논의되기 시작한 것은 1947년 사스캐치원(Saskatchewan)의 주지사 토미 클레멘트 더글러스(Tommy Clement Douglas, 1904~1986)에 의해서였다. 캐나다 의료보험의 아버지라고 불리우는 그는 연금법, 인종차별, 성차별 금지법을 제정한 좌파 정치인으로서 현재 운영되는 공적 의료보험을 주창한 당시 사스캐치원 주의 주지사였다. 스코틀랜드 출신의 이민자였던 그는 어린 시절에 치료시기를 놓쳐 다리를 절단해야 하는 위기에 있었다. 그러던 중 의대생들이 참여해 수술과정을 지켜볼 수 있게 하는 조건으로 한 외과의가 무료수술을 제안했다. 이런 어린 시절의 경험을 바탕으로 그는 가난하든 부유하든 모든 사람은 똑같은 질의 의료서비스를 받을 수 있는 권리가 있다는 주장을 하며 사회주의 정치인으로 성장하였다.

그러나 더글러스가 의료보장제를 주장했을 때 많은 의사들이 반발하고 저항했다. 그들은 자신들의 지위가 공무원으로 전락하고 의료비가 모두 보험수가에 묶여 결정되고 지불된다는 사실에 분노하며 3주간의 파업을 단행하기도 했다.

의료진의 반대와 의료비의 재원 마련, 급여 방식 등 모든 절차가 원활하게 진행될지 의심되는 가운데 1947년 사스캐치원 주에서 사회보험(Medical Care Insurance Act)이 통과되어 병원 의료서비스가 시작되었다. 1956년 연방정부와 주정부가 반반씩 재정을 분담해 병원과 진료에 보험제도를 도입하자는 것이 제안되었고 그후 1969년 대부분의 주와 준주가 이 제안에 동의하게 된다. 1972년 의사진료 서비스에 사회보험이 확대되고 사회정책의 단일 의료보험체계를 완성하게 된다. 1977년, 새로운 총괄 재정 이전 기전을 새로 만들어 연방

보조금의 일부를 현금으로 일부는 주가 제한된 액수의 소득세를 부과하도록 하여(아널드 S. 렐만, 2008) 병원의 추가 비용청구가 가능해졌으며 환자에게 정률 본인 부담금 부과를 가능하게 하였다. 이것이 좀 더 강화되어 1985년 주정부가 추가 비용을 부담하여 연방 정부가 현금 이전을 줄일 수 있도록 허용했다. 이로써 보험 가입 국민들은 진료비 부담을 하지 않게 되었다. 이러한 역사적 흐름 속에서 캐나다는 빈부의 차별 없이 평등한 의료서비스를 지원받게 되었다. 비록 정부 지원이 삭감되어 대중들의 불만이 높아지고, 민영화에 대한 관심들이 표현되고 있기는 하지만 대다수의 국민들이 보편적 공공 건강보험체계에 만족하며 세계적 기준에서도 우수한 체계로 인정됨은 변함없는 사실이다.

2) 보건의료의 목표 및 원칙

캐나다 의료제도의 목표는 거주자의 신체적 안녕을 보장하고, 그들의 건강을 향상시키고 보호하며 경제적 또는 다른 제약 없이 합리적으로 보건 서비스를 지원하는 데 있다.

국민의 안녕을 위해 마련된 이 공적 의료제도는 다섯 가지 원칙으로 운영될 것을 명시하고 있다.

① 공적 운영(Public administration): 각 주의 건강보험에 대한 책임과 권한은 주정부에게 있으며 비영리적으로 관리한다.

② 보편성(Universality): 보장된 보건의료서비스를 동일한 조건으로 모든 대상자에게 적용되어야 한다(단, 주나 준주에서 3개월 미만 거주자는 제외한다).

③ 의료수혜 이전성(Portability): 각 주의 보험은 휴대가 가능하여 캐나다 내에서 다른 주로 이동시 의료서비스를 받을 수 있다. 뿐만 아니라 응급 상황인 경우 다른 나라에서도 이용할 수 있다.

④ 포괄성(Comprehensiveness): 의학적으로 필수적인 입원, 외래진료 서비스를 모두 보장한다. 단 병원 외부 약제나 비의료인은 제외로 한다. 1인실과 2인실의 사용이나 만성질환센터에 거주하는 사람들의 숙박은 제외한다.

⑤ 접근성(Accessibility): 1985년 캐나다 보건법이 통과되면서 추가된 조항으로 단일한 조건에서 그 어떤 장애 없이 의료서비스에 접근성을 보장한다는 내용이다. 추가비용 요구

는 불가하며, 건강 상태, 나이, 수입에 의해서 그 어떤 차별도 받지 않는다.

3) 캐나다 의료 보건 체계

캐나다는 개인 개업의와 공영 의사로 나뉜다. 개인 가정의는 자유롭게 개업할 수 있으나 공공보험계획에서 지불금을 받고 있다. 즉 진료비의 전액을 의료보험에 의존한다. 치료비가 정해져 있기 때문에 개업의는 첨단 의료기기나 고가의 의료장비를 구비할 수 없다. 따라서 전반적으로 의료의 질적 하락이 우려되는 상황이다.

개업의 외에 전문의는 공영제에 편입된다. 달리 표현하자면 의사는 공무원이 되는 셈이다. 무엇보다 독특한 구조는 캐나다의 병원에는 상시 대기하는 정규 고용된 전문의가 없다는 것이다. 병원과 의사, 간호사가 각각 독립체로 존재한다. 환자는 외부에서 의사, 간호사와 계약을 통해 종합병원에 와서 치료받고 그후 개인 병원으로 돌아간다. 예를 들어, 개업한 전문의의 경우, 환자가 수술을 요하는 경우, 종합병원 등의 공립병원으로 환자를 이송해 와 그곳의 의료시설과 인력을 활용하여 치료를 한다. 이는 병원의 고정 비용을 줄이기 위한 정책의 일환이라고 할 수 있다. 그러나 이러한 구조로 인해 의료보험 비가입자가 중증 치료를 요하는 경우, 병원, 수술집도의, 마취과의사, 간호사 등 모든 의료진으로부터 각각 개별적 청구서를 받게 된다.

4) 캐나다 의료보험의 문제점

공공의료제도는 평등한 의료서비스를 제공한다는 대의를 품고 있음에도 불구하고 많은 문제에 직면해 있다. 특히 1980년대 경제 악화로 인해 주정부와 연방정부의 지원이 삭감되면서 병원의 감소, 진료시간 증가로 인한 대기시간 증가 등 많은 문제들이 속출하였다.

우선, 공공의료제도 국가들의 가장 큰 단점으로 여겨지는 비급여 의료 부분의 고비용 의료비 문제이다. 대부분의 의료비가 보장되기는 하지만 치과 진료와 특실 이용료, 특별간호, 장애기구, 안경 등에 대해서는 보험이 적용되지 않는 분야의 의료비용이 상당하다는 것이다. 보험이 지불되지 않는 이런 부분은 취업 시 회사에서 Benefit의 명목으로 보장해주고 있다. 이 benefit을 적용받지 못하는 경우, 환자의 부담은 상당하다. 특히 치과치료의 경우, 4,000~5,000달러에 이르는 치료비를 감당해야 할 상황이다.

둘째, 의료 수준의 질적 저하가 문제이다. 의료진과 의료시설이 정부 통제하에 있으므로 첨단 장비 이용과 전문의 이용이 현저하게 떨어진다. 미국과 비교해 컴퓨터 단층 촬영기도 캐나다 인구의 절반 수준도 안 되며 자기공명촬영 시설의 수도 1/3에도 미치지 못한다. 게다가 신속하게 장비교체가 이루어지지 못해 의료장비가 낙후되어 있다. 이로 인해 환자들의 질적 진단과 치료가 늦어지는 경우가 발생한다.

게다가 의료진 수급이 부족한 상황이라 문제가 심각하다. 의사의 적체를 우려하여 1994년 의대생의 수를 10% 감소하였는데 오히려 이것이 의사수급을 부족하게 만들었다. 주정부가 일차 의료 의사와 전문의의 구성을 통제해 캐나다 인구당 의사수는 미국의 75% 수준에 불과하다. 그러나 무엇보다 공영 의사 시스템으로 인해 좀 더 수익을 내고자 하는 의사들이 해외(주로 미국)로 유출되는 바람에 현재의 문제가 촉발되었다고 할 수 있겠다. 캐나다 출신의 의료진의 20% 정도가 미국으로 유출되고 있는 상황이다. 그리고 외국 의료진의 경력을 인정하지 않으려는 캐나다인들의 편견으로 인해 의료인력 부족사태에 처해 있다.

간호사 수급 역시 같은 상황이다. 간호사 업무가 3D 업종으로 여겨지면서 OECD국가 중 유일하게 감소추세를 보이고 있다. 이런 사태로 변두리 지역에는 무의촌이 많으며 가정의를 두지 못한 의료의 사각지대에 처한 캐나다인들이 많다.

셋째, 대기기간의 장기화가 문제이다. 2005년 퀘벡 주의 한 환자가 엉덩이 관절치환수술을 위해 1년 이상 기다리자 주정부를 고소한 사건이 있었는데 이때 대법원이 원고 승소판결을 내려 캐나다의 의료 대기시간이 이슈가 되었다. 이후 진료를 받는 데 평균 18주(밴쿠버의 프레이저 연구소, 2004) 정도 걸리며 심지어는 1년 이상 지연되는 사례들이 고발되며 공공의료제도의 한계가 논의되기도 하였다. 특히 최근 주정부의 예산 삭감으로 일부 병원이 폐쇄되거나 서비스시설이 축소되면서 진료 대기기간이 더 악화된 것으로 분석된다.

마지막으로 의료비용의 상승문제이다. 각종 신종 질환과 중증환자들의 증가, 고령화로 인해 의료비 지출이 점점 늘고 있는 상황에서 매년 치솟는 의료비와 인건비로 인해 정부의 재정확보 부담과 국민의 조세 부담은 날로 커지고 있다.

공공의료제도가 국민의 요구를 수용하지 못하는 상황에서 최근 민간의료보험의 비중이 늘어나고 있다. 양질의 의료서비스를 좀 더 신속하게 받고자 하는 국민 수요자들의 기대치가 높아지고 있어 앞으로 민간보험 가입자의 수가 점차 증가할 것으로 여겨진다. 홈케어나, 장기요양 시설, 물리치료, 재활치료 등은 위케어(We Care), 컴케어(Comcare), 올슨 헬스 서비스(Olsen Health Services) 등의 민간 기업에서 이용하는 사례들이 증폭하고 있다. 최근 북미자유협정(NAFTA)으로 인해 미국의 보험사들이 캐나다를 주요 시장으로 삼고 있다. 리버티 뮤추얼(Liberty Mutual)사가 온타리오 블루크로스(Ontario Blue Cross)를 인수한 사건이 이러한 흐름을 단적으로 보여 준다.

민영보험제도로 인해 고통받는 미국이 캐나다의 공공의료제도를 동경하는 사이, 아이러니컬하게도 캐나다는 의료 분야에 시장원리를 도입하고, 사립병원, 민간의료보험 등을 허용해 선택의 폭을 넓혀야 한다는 논란이 일고 있다. 비록 역대 정부들이 공공 의료보험제도를 고수하고 있지만 이미 상당한 캐나다인들이 민간보험을 구매하고 있는 상황이므로 공공의료제도와 민간의료보험제도가 결합된 형태가 유지되고 있다고 볼 수 있다.

비록 대기시간 등 몇 가지 문제가 비판의 대상이 되고는 있으나 캐나다의 의료보장제도는 세계 수준이라고 할 수 있다. 국민들 대부분이 사회주의 제도에 대체로 만족하고 있으며 연방정부와 주정부, 준주정부들이 공중 보건체제의 장기적 안들을 개발하고 투명한 세금관리를 통해 의료서비스의 균등 지원을 유지하도록 노력하고 있다.

5) 캐나다 환자의 유치 현황 및 전략

현재 캐나다 환자들이 제일 많이 찾고 있는 의료관광지는 남미인 것으로 드러났다. 특히 멕시코가 선호되고 있는데 이는 지리적으로 가깝고 의료비가 50%까지 저렴한 이유이다. 주로 치과 치료와 성형을 위해 멕시코를 방문하는 것으로 알려졌다(아시아 투데이, 2010). 비즈니스 여행 시 하루 또는 이틀을 추가하여 치과, 안과 등 간단한 치료를 받는 경우가 많고 최근 미용 관련 시술을 위해 태국 등 동남아시아 국가로의 의료관광객이 소폭으로 증가하고 있다. 이 중 태국의 범룽랏병원은 캐나다 밴쿠버에 의료관광 전문 홍보대행사 Sun medical Group Inc.를 고용하여 환자유치에 적극적으로 나서고 있다.

아직 미약하지만 한국을 방문하는 캐나다 환자수도 증가추세에 있다. 한국의 의료관광 시행 병원들의 자료에 따르면 캐나다 환자의 수가 2008년 245명에서 2009년 311명으로 약 27% 정도 증가를 보이고 있다(국제 의료서비스협의회 소속 13개 병원자료).

이렇게 해외로의 환자 유출은 최근 캐나다의 재정 악화로 인해 그 수가 늘어날 것으로 예상되고 있다. 아직 한국은 의료관광 목적지로 폭발적 관심을 받고 있는 상황은 아니지만 대기시간이 없는 고급 의료서비스로 충분히 많은 환자를 유치할 수 있을 것으로 보인다. 캐나다 의료관광 전문 에이전시 'Sun Medical Group' 한센 부회장은 "최근 들어 캐나다의 의료서비스 공공재정이 40% 삭감되면서 병원이 문을 닫고 의사들의 연봉이 동결되는 등 심각한 의료서비스 공백이 생겨 환자들의 진료 대기시간이 계속 늘어나고 있는 실정"이라며 "상당수 캐나다 국민들이 비용적인 장점과 언어소통에 문제가 없는 말레이시아로 의료관광을 떠나고 있다"고 설명했다. 그는 "한국은 의료기술이 뛰어나고, 의료비용도 선진국에 비해 낮기 때문에 막대한 의료관광 소비자를 유치할 수 있는 충분한 잠재력이 있다.…의료관광시장 진입 초기에는 한국이 강점을 갖는 척추시술, 성형외과, 대체보완의학, 한방의학 등을 전문화해 캐나다를 비롯한 북미지역, 지리적 인접국가인 일본 시장부터 접근하는 것이 유리하다"고 제안했다(Healthlog 2007).

한국은 미국의 경우와 마찬가지로 장기적으로 중증 환자들을 치유하는 것을 목표로 해야 한다. 그러므로 캐나다인의 주요 질환에 대한 이해 역시 선결조건이다.

캐나다인의 5대 주요 질환은 다음과 같다.

① 심장질환: 캐나다 심장재단(Heart and Stroke Foundation of Canada)에 의하면 캐나다 환자 사망 1위 질환이 심장질환으로 7분에 1명씩 사망하는 것으로 기록된다.

② 암: 캐나다 암학회(Canadian Cancer Society)에 따르면 캐나다 여성의 39%, 남성의 44%가 암에 걸린다고 밝히고 있다.

③ 폐 질환: 추운 기후 탓인지 약 2만여 명의 캐나다인들이 폐질환으로 숨지고 있다. 폐렴, 호흡기 질환, 인플루엔자 등이 3대 만성 질환으로 많은 캐나다인들을 괴롭히고 있다.

④ 알츠하이머: 약 50여만 명의 캐나다인들이 신경계 질환인 알츠하이머나 치매 질환으로 고통받고 있다.

⑤ 당뇨: 당뇨를 포함해 내분비질환, 영양적, 신진대사질환 환자들이 상당하다. 약 200만 명 이상의 캐나다인들이 당뇨질환을 앓고 있다.

3. 영국

1) 영국 의료보험제도의 역사

세계대전을 치르면서 영국이 직면한 가장 큰 문제는 전쟁에 참전한 군인뿐 아니라 후방의 노동자들, 부녀자들, 군사 물자 제작에 투여된 아동들에 이르기까지 전 국민의 삶의 고통을 치유하는 복지체계 구축이었다. 국가가 국민의 보건의료를 공영화하여 관리하고 지원하는 사회주의 정책을 펴게 되었다. 전후의 영향으로 출범한 영국의 복지정책은 곧 공공의료서비스 지원과 일치한다고 할 수 있다.

그 시작에 베버리지 보고서가 존재한다. 1942년 실업 보험 전문가 베버리지(Beveridge)가 의장으로 선출되면서 영국 노동당의 사회 재건 프로젝트가 출범했다. 베버리지 보고서는 총체적 사회 복지안을 제안하는데 전쟁 전의 의료보험을 재정비하고 포괄적 국민 보건서비스를 주장한다. 과거 빈민법과 국민보험에서 제공되던 서비스를 일원화하고 조세로 재원을 조달해 형평성을 유지한다는 포부에서 공공의료제도가 시작되었다. 그 핵심 내용은 다음과 같다.

(1) 영국 사회보험 체계는 모든 시민을 포함하고 대상자 집단의 경제 불균등의 원인을 조사하고 보호방법에 따라 분류한다.

(2) 의료보험 재정은 피보험자, 고용주, 국가가 공동 부담한다.

(3) 소득에 관계없이 모든 국민이 일정 금액을 각출금으로 낸다.

(4) 사회보험이 담당하지 못하는 부분은 근대적이고 인도적인 공공부조가 담당한다(소광섭, 2006).

보고서의 내용에서 확인되듯이, 전후 후유증으로 고통당하는 국민들에게 무료의 보편적 의료서비스는 절실한 정책이었다.

이러한 의료보험정책이 채택되면서, 당시 혼존했던 민간병원과 정부병원이 정부 산하로 강제 편입되었다. 약 1,700개의 지방정부 소속 병원과 1,000개의 자선병원들이 존재했는데 모두 재정적자를 겪자 정부 산하로 관리되면서 정부의 국민 의료관리가 본격적으로 이루어졌다. 또한 1944년 '국민보건 서비스백서'에서 가정의(GP)의 진료를 무상으로 지원할 것과 의사의 봉급제가 제안되었다(소광섭, 2006).

1948년 제정된 국민보건 서비스 법안(National Health Service Act)은 정부의 기능을 강화하며 국민의 건강 증진과 장려를 제일 목표로 규정한다. 당시 보건부 장관이었던 베번은 보건체계를 3원화하였다. 우선 병원을 국유화하여 보건부 산하 보건청 소속으로 두고, 일반의들은 독립계약자이면서 보건부 장관과 협약 하에 보건 서비스를 제공하되 별도 조직인 집행위원회 소속으로, 기타 지역보건 서비스는 지방정부로 이렇게 나누었다.

그후 계속적으로 개선하며 1960~1970년대 후반에 이르러 GP의 차터(Charter)제도를 도입하는 등 행정체계를 정비한다. 그럼에도 불구하고 조세로 운영되는 공공보험이어서 국가재정이 악화될 경우 많은 재정 부담을 안게 되고 경쟁력이 떨어지는 한계를 면치 못하게 된다.

1997년 노동당이 집권하고 공공의료제도의 효율성을 증진하고 서비스의 질을 향상시키기 위한 시도들이 이루어진다. 우선 그동안 의료서비스의 수준과 질에 불평등을 야기했던 GP fundholding제도를 폐지하고 한 지역의 모든 GP를 포함하는 Primary care group을 구성한다. 그러나 무엇보다 눈에 띄는 것은 다름 아닌 '시장화'(marketisation)이다. 국민 의료보험의 시장화 개혁은 민간 업체를 투입하는 방식과 NHS에 독립된 운영, 경쟁체제를 도입하는 것이다. 이 개혁은 행정비 및 운영비용이 증가했다는 원성도 있었지만 각 의료기관이 경쟁을 통해 좀 더 질 좋은 서비스를 지원하게 되고 환자의 권리가 성장했다는 성과를 나타내기도 하였다.

블레어 정부에 들어서서 NHS의 시장친화적인 개혁을 추구하면서 3Cs(Choice, Competition, Consumerisation) 정책을 시도하였다.

선택(Choice)은 환자가 공급자를 선택할 수 있는 폭을 넓혀 주는 역할을 하게 된다. 경쟁(Competition)은 NHS Trust 상호간의, 그리고 공공병원과 사립병원 간의 경쟁을 유도하고자 하는 것이다. 소비주의(Consumerism)는 의료요구에 대한 서비스 제공 방식에서 시장 친화적 서비스를 제공하는 것이다(최인덕, 주영구, 곽명신, 2008).

토니 블레어는 민간병원에 지불되는 비용이 전체 의료비의 40%에 달할 것이라고 발표했는데 백내장이나 고관절 치환술 등의 단순한 수술들은 민간 의료기관에서 하도록 지원하고 있다. 게다가 최근 거대 외국의 의료법인이 진출하는 움직임 등을 통해 볼 때 의료의 민간화는 가속화될 것으로 보인다.

최근 2008년도 NHS 발전 지표에 이르기까지 지속적인 개선과 발전 노력들이 이루어지고 있다. 보험자 관리운영 및 전달체계의 경쟁을 도모하고 가입자 선택을 통한 지역전달체계의 경쟁을 유도한다. 그리고 소비주의에 입각한 서비스 질 향상 등을 목표로 하며 내부시장을 강화하고 공급자 경쟁을 강화하는 정책들을 유도하고 있다. 특히 NHS의 가장 고질적 문제 중 하나인 대기시간은 점차 개선되어 GP 내에서의 치료의 76%가 18주 이내에 이루어지고 있으며 모든 치료가 18개월 이내에 이루어지도록 하는 목표를 지향하고 있다. 응급서비스의 경우는 최대 4시간 이하로 하고 선택치료에 대한 무료선택 재정 준비금 마련 등을 통해 좀 더 폭넓은 무상 의료서비스를 지원하고자 한다

다음은 2008년 발표된 NHS 발전 지표의 일부 내용이다.

- 건강한 출발(healthy start) 프로그램 전국 확대 실시
- 지역 보건소(GP)에 대한 대규모 환자 설문조사
- 인큐베이터 위치 추적 시스템 도입
- 치료 기반 위임 계획
- 잉글랜드 전역 금연구역화
- 크로이츠펠트야코프병 연간 보고서 발간
- 지역 운동 행동 시범사업 결과 발표
- NHS 응급 의료 개혁 보고서 발표
- 노인을 위한 파트너십 프로젝트 발족
- 뇌졸중 환자 관리 컴퓨터 프로그램 보급
- NHS 생산성 지표 발간(자료: 국민건강보험공단-월간 영국 보건정책 동향보고서)

자국민의 기본적 건강 권리를 보호하기 위해 출발한 NHS는 1940년대 후반 이후 진화를 거듭하고 있음을 알 수 있다. 국가의 한 정책이 완벽히 운영될 수는 없으나 국민의 평등한 의료서비스를 보장하고 효율적 의료보건을 지향하는 NHS는 세계적 수준의 의료제도라고 할 수 있다.

2) 영국 의료보험제도의 재정과 운영

NHS는 전체 의료비의 80%를 일반 조세로 운영하고 나머지 중 12%는 연금, 고용 보험 등 국민 보험기여금으로 쓰고 7%는 환자 본인부담금으로 조달된다.

대부분의 의료서비스는 정부의 예산으로 충당되어 본인 부담금이 없다. 그러나 치과나 안경 및 안과 진료의 경우에는 진료비의 25%를 환자가 부담하고 있다. 약처방비에 대해서는 1회 처방당 약 만 원 정도이며 만성 질환 환자의 경우는 연간 18만 원 수준에서 무제한으로 구입이 가능하다. 그리고 16세 이하 어린이, 18세 이상 학생, 임산부 및 출산 후 12개월 미만의 산모, 장애인, 공공부조 수급자 등은 면제를 받는다. NHS의 조직은 1·2·3차 의료체계로 구성되어 있다.

<table>
<tr><td colspan="2">보건전략국</td><td colspan="3">특별보건위원회</td></tr>
<tr><td colspan="5">보건부(Department of Health)</td></tr>
<tr><td colspan="5">1차 진료(Primary Care)</td></tr>
<tr><td>Primary Care Trust</td><td>보호트러스트 (Care Trust)</td><td>정신 보건 트러스트</td><td>앰뷸런스 트러스트</td><td>NHS 트러스트</td></tr>
<tr><td>의사/일반의
치과
안과
약국
방문센터
NHS Direct</td><td>보건 서비스
사회보호
(Social Care)
서비스</td><td>정신 보건
서비스</td><td>앰뷸런스
서비스
환자 이송</td><td>NHS
병원</td></tr>
<tr><td colspan="5">보건 및 보호서비스 제공</td></tr>
</table>

[그림 Ⅵ-8] 영국 NHS 행정 구조

1차 의료체계는 일반가정의(GP)가 등록된 주민을 치료하고 질병을 예방하는 데 전념하는 체계이다. 주로 일상적인 건강 상담, 예방접종, 금연 등의 광범위한 보건서비스를 제공한다. 간단한 외과수술 등은 할 수 있는 것으로 되어 있다.

2차 의료체계는 NHS 병원으로 NHS 트러스트가 계약된 의료진, 물리치료사, 방사선사 등을 공급하는 방식이다. 2차 의료는 응급 치료와 비응급 치료로 구분되어 검진시술, 수술 등은 비응급 치료에, 사고 등의 응급을 요하는 치료는 응급 치료에 포함되어 수행된다. 이 때 NHS 트러스트는 재정과 운영에 추가적 자율성을 행할 수 있는 NHS 파운데이션 트러스트(NHS Foundation Trust)로 발전될 수 있다.

3차 의료계는 PCT(Primary Care Trust)라고 불리는데 1 · 2차 의료기관과 계약하여 보건 정책을 관할하는 기초건강 보호 트러스트이다. 평균 인구 17만 명을 포함하며 지역 주민의 건강 연구에 대한 실시, 1 · 2차 의료서비스 배치 및 계약을 통한 위임, 지역 사회의 건강 수준 개선, 주민의 보건 의료서비스 접근성 보장, 주민의 보건 의료서비스에 대한 의견 청취 및 반영, 정부와 지역 사회, 민간단체 장기요양 서비스 등에 대한 협력 사업에 책임을 맡고 있다(김소영, 2006).

1 · 2 · 3차 의료체계 위에 10개의 전략기구(Strategic Health Authority, SHA)들이 존재한다. SHA는 보건부와 NHS 간의 매개 역할을 하며 동시에 의료서비스 전략 방향과 운영의 책임을 지고 있다. SHA는 지역 내의 PCT를 감시하고 서비스 발전 계획 개발, 의료진 확보와 훈련 등 의료자원 관리, 정부정책에 대한 집행 전략을 설립하는 일을 한다(최인덕, 주영구, 곽명신, 2008).

영국의 GP는 NHS와의 계약에 의해 의료서비스를 공급하고 있으며 주로 인두제의 적용을 받지만 다양한 인센티브를 받는다. NHS 산하에서 의사는 국영 의사로서 정부로부터 지불급을 받으며 총수입의 10% 범위 내에서 민간의료 환자 진료를 허용받는다.

3) 영국 의료보험제도의 문제점

영국에서 종종 문제시되는 의료서비스의 불만은 의료진 수급의 문제와 대기시간의 문제이다. 특히 의사의 해외 유출에 대한 이야기가 많은데 이는 의대에 유입된 외국 학생들이 다시 자국이나 자신이 원하는 국가로 유출되기 때문이라고 한다. 그래서 최근 영국 정부는 외국 의료수련 지원에 규제를 가할 예정이라고 한다(김소영, 2006). 사실 가장 큰 문제는 대기시간으로 꼽히는데 모든 의료서비스를 18주 이내에 완료한다는 목표를 진행하고 있고 앞으로도 계속 개선 노력이 이루어질 것이다. 극단적으로 1년 이상 대기했다는 이야기들이 있으나 대개는 예약 당일 의사를 만나는 것으로 알려져 있다.

영국 정부의 재정이 악화되면서 NHS에 민간보험 및 경영 정책들의 도입이 강력히 대두되고 있다. 공공제도의 경직성, 의사결정의 중앙 집중화, 혁신과 효율성 감소 등의 한계가 드러난다. 그러나 국민의료보험 서비스에 대한 국민들의 열망이 강하고 복지국가의 가치로 평가되기 때문에 의료보험 개혁은 진지하게 고민되어야 할 것이다.

4) 영국인 주요 질환 및 환자 유치 현황

BBC의 2005년 자료에 따르면 영국의 10대 질환은 남성에게서 심장병, 뇌혈관 질환, 폐암, 호흡기 질환, 감기 및 폐렴, 전립선, 대장암, 림프암, 알츠하이머 및 치매, 동맥류 질환 순으로 나타난다.

여성의 경우는 심장 질환, 뇌혈관 질환, 감기 및 폐렴, 알츠하이머 및 치매, 폐암, 유방암, 심장병, 대장암, 비뇨기 질환 순으로 나타난다. 그러나 영국인을 제일 괴롭히는 질환은 비만으로 영국은 유럽에서 제일 뚱뚱한 국가로 알려져 있다. 최근 이 비만 문제를 해결하고자 NHS는 비만과의 전쟁을 선포하고 나섰다. GP의 공식 조사에 의하면 영국 비만 인구는 16세 이상 성인 550만 명에 이르며 이 수치는 지난해 대비 25만 명 증가한 것이다. 성인 10명 중 1명은 건강에 적신호가 켜진 상태이다. 대표적인 성인병으로 알려진 2형 당뇨병으로 치료를 받고 있는 영국인은 280만 명(지난해 대비 4% 증가)에 이른다(코리안 위클리, 2010).

토니 블레어 총리가 비만 대책 마련을 발표하면서 비만관리부를 신설하고, 캐롤린 플린트 공중보건 담당 차관을 '체력관리 장관(minister for fitness)'에 임명했다. 플린트 차관은 2012년 올림픽이 개최될 때까지 모든 정부 부서를 총괄해 국민 건강증진 대책을 책임지게 되었다. 미국과 마찬가지로 한국의 저열량 식단을 이용하여 영국인들의 체질을 개선하는 데 기여할 수 있다고 본다. 한식의 의료관광화도 역시 추진해야 할 분야라고 할 수 있다.

영국인 환자의 의료관광 현황을 보면 많은 경우 같은 유럽 대륙의 헝가리나 폴란드와 같은 국가들로 치과나 성형을 위해 의료관광을 떠나고 있다. 그다음으로 영국인들이 선호하는 국가는 태국으로 각종 대체치료(마사지, 요가)와 고급 의료서비스를 저렴한 비용으로 이용하고 있다.

한국에서 영국인 환자 치료 사례는 극히 드물게 보고되고 있는 실정인데 앞으로의 가능성은 충분히 있는 것으로 평가된다. 영국(런던) 의료관광 에이전시인 'Overseas Patient Services'의 피터 해밀튼 대표는 한국 의료의 가장 큰 장점으로 비용을 꼽았다. 그는 "유방확대술의 경우 영국에서는 4,350파운드 정도지만 한국에서 하면 50% 정도로 떨어진다. … 저렴한 비용의 수술의 경우 질 자체에 대한 의구심을 가질 수 있는데 한국은 질과 비용 면에서 경쟁력이 있다"고 강조했다. 그는 "한국 병원은 투자를 많이 한 것으로 알고 있는데 이런 시설들을 십분 활용할 수 있기를 바란다"며 "최고의 일등급 의료진을 갖춘 병원도 많은 매력적인 국가"라고 호평했다(청년의사).

비록 한국은 거리상으로도 멀고 전국민 의료제도를 시행하는 영국인들의 취향을 맞추기가 쉽지는 않겠지만 신속하면서도 고품질의 의료서비스를 저비용에 제공할 수 있는 한국의 의료를 마케팅하여 환자를 유치하는 것은 충분히 승산이 있는 일이다.

VII. 의료관광의 인바운드 국가들

2010년 현재 의료관광 국가들은 동남아시아에 집중되어 있다. 비록 지리적으로는 동남아시아에 위치하나 모두 영어가 자유롭고 미국이나 영국 문화의 영향을 받아 외국인 유치에 있어 우위에 있는 국가들이다. 이들 국가들은 각국의 의료기술과 저렴한 비용, 언어적 접근성을 무기로 의료관광을 활성화하고 있다. 모두 1997년 아시아를 경제 불황으로 몰고 간 IMF 위기 극복의 한 정책으로 의료관광을 시작하였고 정부의 전폭적인 지지와 민간의 적극적인 협력으로 많은 수익을 창출하고 있다. 게다가 그간의 사업 진행을 통해 쌓은 노하우를 굳건히 다지며 명실상부한 의료관광 대국으로 부상하고 있다.

이들 국가들은 이미 관광 대국으로 널리 알려져 있어 기존 관광객들에게 의료관광의 이미지를 어필하기가 좀 더 수월해 보인다. 이들 중 가장 많은 관광객은 유치하는 곳은 태국이다. 41%의 외국인 서비스를 제공하고 있고 의료관광 수입의 55%를 차지하고 있다. 싱가포르가 그 뒤를 이어 방문객의 20%를 차지한다. 아시아의 6개 주요 의료관광 국가 중 4개국에 아시아 의료관광객 77%가 몰려 있다.

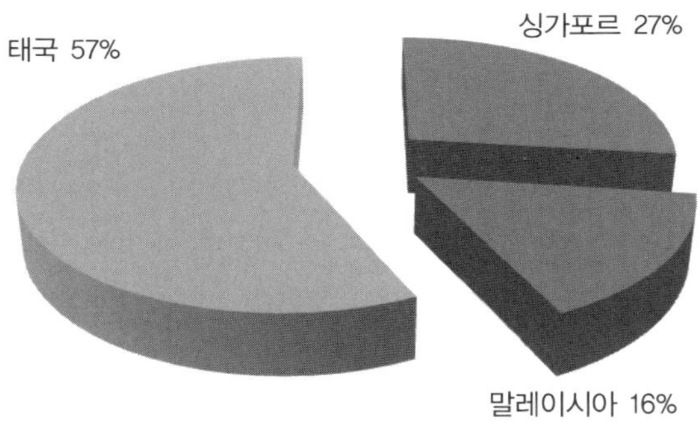

[그림 Ⅶ-1] 동남아 3개국의 의료관광 내방객 수 비교(2008년)

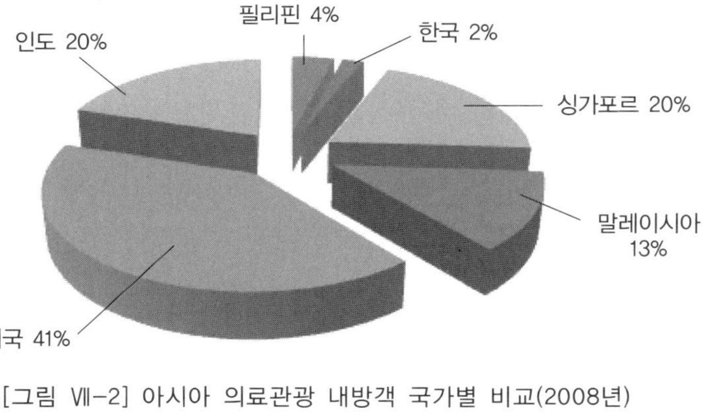

[그림 Ⅶ-2] 아시아 의료관광 내방객 국가별 비교(2008년)

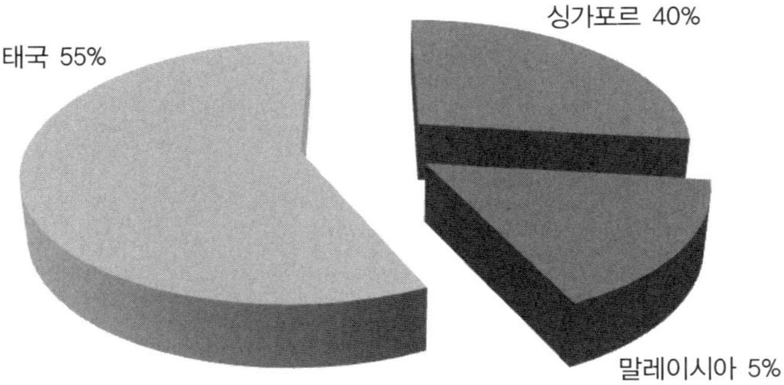

[그림 Ⅶ-3] 동남아 3개국의 의료관광산업 규모 비교(2008년)

자료: 동남아 전략 산업 분석－의료관광 현황과 정책적 시사점.

이 장은 미국, 캐나다, 영국 등에서 배출하는 환자들을 끌어들여 새로운 의료 시장을 구축하고 의료선진국을 향해 나아가는 국가들의 정책을 자세히 살피고자 한다.

1. 태국

태국은 아시아에서 의료관광이라는 블루오션을 최초로 개척한 국가이다. 1997년 외환위기 당시 43%의 사립병원들이 재정 악화로 존폐위기에 처하게 되자 정부가 직접 나서서 의료관광을 출범하였다. 병원을 민간화하고 해외 환자유치를 통해 각종 규제를 완화하고 영리추구를 도모하게 된 것이다. 그러나 여기서 오해하지 않아야 할 것은 태국의 모든 병원들이 의료관광을 위한 영리병원은 아니라는 사실이다. 태국은 기본적으로 공공의료제도를 운영하고 있으며 전반적인 의료상황은 다소 낙후되어 있다고 할 수 있다. 정부가 지지하고 민간이 합작한 영리병원들이 주로 의료관광으로 큰 수익을 창출하고 있는 것이다. 미약하기는 하지만 정부가 운영하는 공적 제도가 존재하기 때문에 자국민의 의료서비스를 지원하면서 동시에 외국인 환자유치 중심의 의료관광이 운영될 수 있다는 것이다.

1) 태국의 공공의료제도

태국은 공공의료제도를 운영하고 있다. 보건의료제도는 건강 발전 계획과 함께 30년간 지속적으로 발전해 오고 있다. 태국의 보건제도는 여러 번의 개혁 절차를 거치며 발전해 왔다.

태국의 국민 의료보장제도는 "태국 국민이 질병 치료로 파산해서는 안 되며 누구나 공공의료서비스를 누릴 수 있어야 한다"는 기본 개념에서부터 출발한다.

1~7차 개혁(1961~1996)은 국민의 건강한 삶을 추구하는 것을 목표로 시작되었다. 이 시기에는 경제 발전을 도모하며 국민의 건강을 돌보는 시기라고 할 수 있다. "Health for All by the Year 2000"이라는 슬로건 아래 보건의료시설의 질적 발전을 꾀하였다. 이 시기에 전 국민의 2/3가 보건의료서비스의 혜택을 받게 되었다.

8차 개혁(1997~2001)은 인간 중심의 건강 발전 계획을 수립하였다. 2000~2001년 The Primary Office's Regulation, 보건 의료개혁위원회(The National Health System Reform Office) 등을 설립하며 보건의료개혁을 추진하였다.

이후, 9차 개혁(2002~2006)에서는 전 국가의 보건의료제도를 향상하는 프로젝트가 시행되었다. 개인, 사회, 경제, 환경 등이 균형을 이루며 발전하도록 도모하였다.

1960년부터 시작된 의료제도는 2001년 30바트 제도를 시행함으로써 전 국민 건강보험제도의 결실을 맺게 된다.

30바트 프로그램은 30바트(약 1,000원)만 부담하면 의료서비스를 받을 수 있는 제도이다. 30바트의 기본 특성은 Universal Coverage, Single Standard, Sustain System으로 효과적인 배분과 적정한 예산으로 재정 안정을 유지하고자 한다(최기춘 · 이용갑 · 고민창 · 정현진 · 문성웅, 2006). 2001년에 제도 시행이 결정되고 나서는 초기 6개 지방에서 시행되다가 2001년 말쯤 21개 지역으로 확대 시행되고 2001년 10월 이후 태국 전 지역으로 확대되었다. 30바트 제도로도 의료를 지원받을 수 없는 극빈층의 경우는 무상진료서비스를 지원하고 있으며 이 30바트 제도 외에 Civil Servant Medical Benefit과 The Social Security Scheme 제도가 국민의 의료를 보조하고 있다.

〈표 Ⅶ-1〉 태국의 건강보험제도 보장(2004)

제도	적용인구 (백만 명)	지불방법
30바트 프로그램	45	인두제
Social Security	7	인두제
Civil Servant Medical Benefit	10	행위별수가제

출처: Tangcharoensathen et al, 2004.

30바트 프로그램은 많은 태국 국민들이 만족하고 있는 제도이다. 그러나 정부 재정의 준비금 압박과 보건의료서비스의 질이 문제시되고 있는 상황이다. 특히 점점 증가하는 의료비용으로 1인당 지불하는 바트가 점점 증가하고 있어 이 또한 문제로 인식되고 있다.

사회보장형 의료제도인 30바트 프로그램 외에 기본적으로 근로자 의료보험이 있다. 공무원과 민간기업으로 나눌 수 있으며, 민간기업 의료보험의 경우 근로자, 기업주, 정부가 보험료를 분담하는 시스템이다. 610만 명의 공무원/국영기업 노동자 및 그 가족들에게 혜택을 부여하는 공무원 및 국영기업 노동자를 위한 무상 의료서비스이다. 지불 방식은 민간기업의 임금노동자와 종업원을 위한 의료보험으로 노 · 사 · 정 3자가 월마다 일정 금액을 사회보장기금으로 내어 900여만 명에게 질병 및 비(非)산업재해에 따른 의료비, 출산비, 월별 육아수당, 실업수당, 퇴직수당, 장애수당, 사망수당을 보장하는 것이다.

그 밖에 민간의료보험 가입이 가능하다. 민간이 자유롭게 가입할 수 있으며 주로 중산층 이상이 가입하고 있다.

태국이 기본 공공의료제도를 통해 평등한 의료지원을 하고 있으나 여러 가지 면에서 불평등을 야기하고 있다. 우선 자원 할당이 불평등하다. 지역 간의 병원시설과 의료진 수가 가불균형을 이루어 도시와 농촌 간의 격차가 심각한 수준이다.

둘째, 보건의료의 접근성도 공평하지 않다. 기본 의료시설 및 전통, 대체 치료에 이르기까지 의료시설 접근의 용이성 역시 도농간의 격차를 드러낸다.

셋째, 보건의료비용의 문제이다. 의료비 부담은 빈곤층으로 갈수록 크게 느껴지는 부분으로 특히 3차 의료시설 이용 시 절대적으로 부유층의 수가 많으며 질적 의료서비스를 지원받는 것이 빈곤층에게는 요원한 일로 드러나고 있다.

넷째, 보건의료의 효율성도 문제시되는데 건강보험 보장의 충실성이 떨어진다고 볼 수 있다.

비록 전반적으로 다소 낙후된 의료시설과 불균등한 서비스라는 한계를 지니고 있지만 태국은 국민 건강보험 운영을 통해 자국민이 보건 분야에서 위협을 받지 않도록 의약품과 보건의료서비스 접근의 안정성을 확보하는 등 제도 보안을 위해 노력하고 있다. 여기에, 최첨단 장비와 최고의 의료진으로 구성된 최고급 민간의료시설들을 유치하여 해외 환자들의 욕구를 자극하고 있다.

2) 태국의 의료관광 추진과 발전 동향

태국의 보건 구조는 80%의 국공립 병원과 20%의 민간 영리병원으로 구성되어 있다. 태국의 의료는 공공의료에 집중되어 있는데 약 963여 개의 병원에 총 병상 수 13만 3,564개 중 10만 6,439개(79.6%)가 국공립 병원에 분포되어 있다. 종합병원이 70여 개, 지역병원이 723여 개, 그 밖의 공공병원들이 존재한다. 이들은 국영기업이나, 정부나 시, 도가 운영하고 있으며 국민보험제도에 가입한 국민들이 주로 이용한다고 할 수 있다.

나머지 20%를 담당하는 민간병원들이 바로 의료관광을 중심으로 해외환자 중심의 진료를 담당하고 있다. 물론 자국의 부유층 역시 이용한다고 하겠으나 거의 대부분 해외 환자를 중심으로 서비스를 제공한다고 할 수 있다. 민간 병·의원의 경우, 50병상 미만이 143여 개, 51～100개 병상이 101개, 100병상 이상의 병원이 100여 개가 산재한다.

민간병원들은 영리법인으로 주식 상장이 허용되며 정부가 각종 규제를 완화시켜 영리를 추구하고 운영하는 데 걸림돌이 없도록 여러모로 원조하고 있다.

〈표 Ⅶ-2〉 태국의 병원 수

	2000	2001	2002	2003	2004	2005
국립	939	954	954	958	960	944
공립	23	21	19	21	20	19
민간	331	323	320	324	298	309
총계	1,293	1,298	1,293	1,303	1,278	1,275

출처: 태국 관광청.

태국의 민간병원 중심의 의료산업은 1960년대 후반 이후 성장하였다. 당시 태국 정부는 주식회사를 통해 자본을 축적하고 법인세 면제 등 지원을 아끼지 않았으며 '사회복지계획(Social Welfare Scheme)'을 도입하여 민간병원에도 이용을 허용하였다. 이런 정책으로 발전을 거듭하던 민간병원들은 외환위기를 겪으며 침체를 겪게 된다. 금융위기로 인해 유휴 설비가 늘어나고 경영에 문제가 생기기 시작한 것이다. 태국 정부는 의료수요의 위축을 타개하고 의료산업을 활성화하기 위해 태국 민간병원협회(Private Hospital Association of Thailand)와 수출진흥국(Department of Export Promotion)과 공조하여 의료를 수출산업으로 규정하고 프로젝트를 진행하게 되었다. 경제적 수준에서 볼 때 태국 국민들의 구매보다 해외 환자들의 구매력이 높으며 부가가치가 높다고 판단되었다. 그리고 당시 외환위기로 바트의 가치 하락이 환율 차익을 일으켜 해외 환자들의 비용 심리를 낮출 것으로 예상되었다. 이런 분석 하에 1998년 본격적으로 의료관광산업을 출범하기에 이른다. 확대된 중산층과 외국인 투자가들이 대거 진출하고 민간의료보험이 활성화되면서 태국의 민간의료 시장은 급성장하게 되었다. 최근 많은 국가들이 정부 주도의 의료관광을 시행하는 것과는 사뭇 다르게 태국은 민간의료 부문 중심으로 시장의 원리에 의해 의료관광이 진행된 특이성이 있다.

이후 2004년 6월 태국 정부는 '아시아 의료허브'를 주창하며 '의료 수도(the Health Capital)'

방안을 발표하며 2003년 97만 명의 해외환자를 2010년 200만 명으로 증가시키고 800억 바트(22.8억 달러)의 의료수입을 올린다는 계획을 추진하였다. 건강관련 산업인 스파, 마사지 산업의 발전이 매년 20~25% 성장하고 허브관련 상품의 세계 시장화로 태국 의료산업의 수입은 점점 증가 추세이다.

〈표 Ⅶ-3〉 태국 보건부의 5개년 수입 전망

(단위: 백만 바트)

구분	2005	2006	2007	2008	총계
의료서비스	23,100	27,433	32,898	39,833	142,899
건강 관리서비스 (스파 & 마사지)	6,753	9,185	12,492	16,989	50,416
허브 상품	2,000	3,000	4,000	7,000	17,550

자료: 대외경제정책연구원.

질병 치료 중심의 우수 병원시설 외에 자국이 오랫동안 보유하고 있는 다양한 대체치료 기술을 결합하여 태국 고유의 의료관광을 잘 진행하고 있다고 할 수 있다. 2001년부터 2005년까지 해외 환자수가 꾸준히 증가했으며 태국의 의료관광산업이 알려지면서부터는 기세를 몰아가며 증가하고 있다.

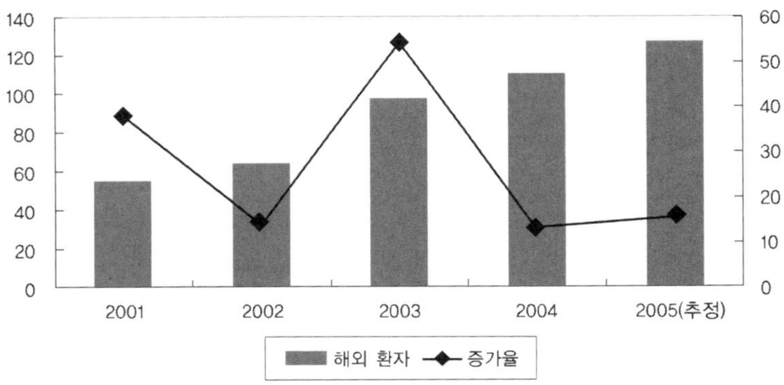

[그림 Ⅶ-4] 태국 민간병원의 해외 환자유치 실적

출처: 대외 정책 연구 자료.

태국을 찾는 해외 환자별 비중은 일본이 16.99%로 가장 높고, 미국 10.6%, 영국 8.6%, 중동 7.8%, 대만 4.6% 순이며 한국인 진료자도 2만 7,000명으로 2.2%를 차지한다.

태국이 인접국(싱가포르)과 달리 실수요 외국 환자가 많은 것은 특기할 만한 사항으로 이것은 풍부한 관광 인프라를 구축하고 북미와 유럽 관광객을 유치해 온 전략이 성공했기 때문이다. 태국 정부는 해외 환자유치를 위해 세계를 지리적으로 분류하여 유럽(영국, 프랑스, 이탈리아, 스페인, 스칸디나비아, 러시아 등)과 동북아시아(일본, 한국, 중국, 홍콩, 대만 등)는 기존의 환자들을 유지, 관리하는 시장으로 정하였다. 그리고 인접 국가이면서 의료관광 경쟁국인 싱가포르, 말레이시아, 인도네시아 등의 국가들은 환자유치 집중 시장으로 공략할 예정이다.

9 · 11 사태 이후 미국으로 치료를 떠났던 중동 환자들의 입국상 절차가 까다로워지자 태국은 그 환자들을 유치하는 데 크게 성공하였다. 2006년 8%로 증가하였고 점차 그 비중이 높아지고 있다. 중동 국가의 환자 구성은 아랍에미리트(44%), 카타르(9%), 오만(6%) 순이다(신장섭, 2010). 최근에는 중동 환자들을 좀 더 적극적으로 유치하기 위해 후불제까지 이용하며 공격적 마케팅을 벌이고 있다.

이러한 태국 정부의 적극적 노력에 힘입어 2012년 태국의 해외 환자는 2,400만 명을 넘어설 전망이다.

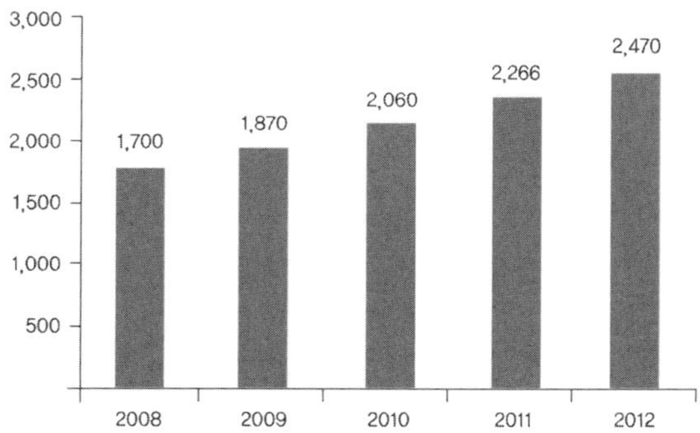

[그림 Ⅶ-5] 태국 의료관광객 수

자료: RNCOS.

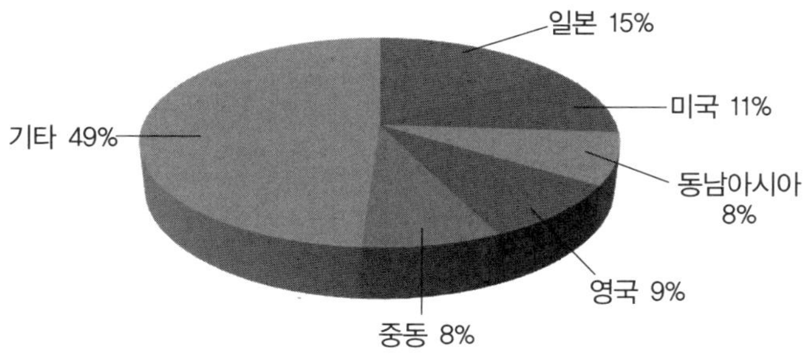

[그림 Ⅶ-6] 태국 의료관광객 국적별 비중(2006)

자료: 한국 의료관광의 미래.

많은 연구들은 태국의 의료산업이 지속 성장을 거듭하고 미래 전망이 밝은 것으로 밝히고 있으나 어느 한편으로는 정체를 겪고 있음을 드러내기도 한다. 대외정책연구원(신장섭, 2010) 자료인 "동남아 전략 사업 분석"에 따르면 최근 2008~2009년 사이 태국의 의료관광은 침체기에 있다.

2008년 해외 환자 수 136만 명이 2006년과 거의 같은 수준이며 2009년에는 6만여 명이 감소해 130만 명 수준인 것으로 조사되었다. 2009년 해외 환자로부터 벌어들인 의료 수입은 9억 6,000만 달러 수준으로 2008년보다 다소 감소하였다. 그 원인은 첫째, 태국의 성공사례를 이용하여 의료관광을 시행하는 국가들이 증가했기 때문이다. 주변국인 말레이시아, 필리핀 등이 의료관광을 시행하면서 상당수의 환자들을 놓치게 되었다. 2008년 말레이시아로 유입된 환자가 13%, 필리핀을 방문한 환자가 4%로 증가하면서 자연스레 태국으로 유입되는 환자수가 감소한 것으로 보인다.

둘째로 지적된 사항은 태국의 의료관광이 고부가가치 부문을 늘리는 데 한계를 갖는다는 점이다. 의료관광 수입(75.6%)이 의료관광 환자 비중(68.7%)보다 높았으나 2008년에는 수입 비중(55.1%)이 환자 비중(57.2%)보다 낮았다는 조사가 이루어졌다. 이는 의료관광객 1인 지출액이 늘어나지 않았다는 증거인데 2006년에서 2008년 사이 1인당 의료 지출비가 1.8% 정도 증가했을 뿐으로 정체기를 겪고 있다고 할 수 있다.

셋째, 최근의 태국의 정치적 불안이 관광객 유치에 위협 요소로 작용하고 있다. 2007년부터 촉발된 반탁신 정부(red shirts)와 친탁신 정부(yellow shirts) 시위대의 유혈 사태, 공항 점거 사태 등의 정국 불안으로 관광객의 수가 감소하였다. 이 결과 관광 수입은 2006년 68.6% 증가율에서 2007년 6.9%로 급감하고 말았다. 게다가 최근 캄보디아와의 국경 분쟁까지 더해져 태국의 정치적 불안 정국은 계속 이어지고 있다. 이런 대외적 이미지가 태국으로의 관광객 발길을 돌리게 하고 있다.

이런 상황이 지속되자 태국 정부는 의료관광의 침체를 극복하기 위해 다각적 시도를 아끼지 않고 있다. 2010년 태국 정부가 수립한 제2차 5개년 전략 계획(Five-Year Strategic Plan, 2010~2014)이 그 역할을 담당하고 있다.

태국 정부는 이러한 계획안을 바탕으로 기존의 의료관광산업을 분야별로 지원한다는 전략이다. 각각의 의료서비스 분야가 개별성을 가지고 발전하면서 동시에 서로의 융합을 통해 윈윈할 수 있는 가능성을 높이고자 한다.

둘째, 태국의 중요한 대체의료 분야인 스파 산업을 재정비하기 위해 인증기준을 마련한다는 전략이다. 세계 수준의 기준을 적용하여 스파 산업의 경쟁력을 키우고 해외 관광객의 까다로운 욕구를 만족시키고자 한다. 태국 정부의 2차 개혁안 중 가장 눈에 띄는 것은 의료산업과 관광산업 간 연계를 강화하기 위해 e-마케팅을 시작한 점이다. 포털 사이트

(www.ThailandMedTourism.com)를 통해 태국 내의 병원, 클리닉, 치과, 스파, 마사지 업체 등이 등록하고 의료서비스에 대한 정보를 제공하고 있다.

그 다음으로 태국 정부는 의료관광 수요를 충족시키기 위해 100~150억 달러를 향후 10년간 투자하여 신규 병원들을 건설한다는 계획을 밝히고 있다.

그리고 의료진 수급을 위해 태국 의대생의 해외 연수 비용을 지원하는 제도를 도입하고 있다. 게다가 국제적 의료 기준에 맞는 병원들을 유지 관리하는 차원에서 인증도 강화하였다. 각 병원들이 이 병원 인증 사업에 참여하도록 권고하고 있다.

마지막으로 새로운 의료관광 지역을 개발할 계획을 발표하였다. 그동안 방콕 대도시 중심으로 진행되어 온 의료관광을 푸켓에서 발전시킨다는 전략이다. 푸켓은 외국인 관광객 특히 유럽인들이 많이 방문하는 지역으로 스파와 마사지 같은 의료서비스 분야가 정착되어 있는 지역이기 때문에 이러한 기존 인프라를 중심으로 새로운 의료관광 허브로 발전시키고자 한다. 푸켓에 현존하는 스파 산업체는 200여 개이며 이 중 인증을 받은 곳은 70여 개에 불과하다. 태국 정부는 2014년까지 이를 100여 개로 늘릴 계획을 가지고 있으며 동시에 호텔 스파를 개설하거나 기존의 일반 호텔을 스파 호텔로 전환할 것을 추진 중이다. 푸켓을 새로운 발굴지로 삼고 태국 정부는 의료관광 전용 병원 건립을 추진 중이다. 그것은 바로 '카말라 공공의료센터(Kamala Public Health Centre)'로 이곳은 일반 진료와 한방을 융합한 서비스를 제공할 예정이다. 뿐만 아니라 의료서비스 인력 공급을 위해 의료인력 양성 및 연구 시스템을 구축할 계획이다.

3) 태국의 의료관광 전략

초기 의료관광산업의 틀을 형성하고 전 세계 의료관광국의 선두 국가인 만큼 의료관광을 시행하고자 하는 국가들은 너나없이 태국의 모델을 벤치마킹하고 있다. 과연 태국이 보유하고 있는 의료관광산업의 내용과 그들이 이를 발전시키는 데 지닌 강점이 무엇인지 조사하고 분석하는 일이 중요하다.

첫째, 태국은 의료라는 분야에서 고소득 노령 인구, 부유층이라는 틈새 시장을 공략하여 그들만의 차별적 의료서비스를 제공하였다. 태국 정부는 일반관광객들보다 의료관광객들의 체류기간과 여행비 지출이 높다는 사실을 재빠르게 인식하고 이를 정부 산업으로 채택함으로써 성장 동력으로 삼은 것이다. 특히 의료공급의 질이 떨어지거나 의료공급 자체가 부족한 국가의 부유층 환자를 상대로 최상의 서비스를 제공한다는 발상이 많은 관심을 증폭시켰다.

둘째, 풍부한 관광 인프라를 중심으로 장기 투숙이 가능한 휴양 리조트 내에서의 요양 프로그램을 운영하고, 다양한 여가 프로그램 등을 가동하고 있다. 이는 일반 의학적 치료뿐 아니라 가벼운 치료 전후 즐길 수 있는 대체치료 중심으로 되어 있어 아시아의 고유성을 알리면서 많은 외국 관광객을 끌어들이고 있다. 태국의 대체 치료의 중심에는 스파가 자리한다. 태국은 '아시아의 스파(The Spa Capital of Asia)'로서 2007년 스파 관광객 356만 명을 유치, 2억 2,300만 달러의 수입을 걷어들였다. 2008년에는 69% 증가한 3억 9,200달러에 이르렀으며 2009년에는 또다시 9% 늘어난 4억 2,600달러 규모에 이른 것으로 추정된다. 이 부문은 계속 급성장하여 2012년 7억 2,800만 달러에 달할 것으로 예상된다.

최근에는 고급 스파시설을 갖춘 호텔 리조트가 늘어나 524여 개 정도 되는데 2010년에는 정부의 정책과 더불어 900여 개까지 증가할 전망이다. 태국사우나협회(TSPA: Thailand Sauna Per Aqua Association)의 자료에 의하면 등록된 800여 개의 스파 중 30%가 순수 스파 시설 54%가 건강 및 미용을 제공하는 스파이고 나머지 16%가 타이 마사지를 함께 제공하는 스파라고 한다(신장섭, 2010). 스파를 이용할 때 다양한 허브 치료를 겸함으로써 디톡스(detox) 효과를 유도하고 태국의 아름다운 해변과 맑은 바다의 자연적 혜택을 동시에 즐길 수 있어 많은 해외 관광객에게 인기를 얻고 있다.

셋째, 의료관광을 위한 특수 병원들의 국제적 수준이다. 태국 내의 30개의 병원이 외국인을 대상으로 고품질의 의료서비스를 제공하고 있다. 태국의 대표적 의료관광 병원들은 모두 ISO 9002, ISO 900: 2000, ISO 14001, ISO 18000 등의 태국 병원 인증(HACC) 및 JCI 인증을 받은 병원으로 최고의 의료진, 시설 및 서비스를 제공하고 있다. 이들 병원들은 미국이나 유럽의 일류 병원이나 의과대학과 파트너십을 유지하며 의료진 및 연구를 교환하며 의료발전을 꾀하고 있다. 의사들은 모두 영어가 능숙한 해외 유학파이거나 적어도 해외 연수를 받은 의사들로 세계적 의료진들이다. 거기에 일 대 일 간호 간병 시스템을 통해 환자 개인이 최고 고객으로 대접받는 분위기를 유지한다.

여기에 의료장비의 구축에도 적극적이다. Medical Tourism in Thailand의 한 기사는 "방콕의 병원들은 뉴욕, 런던, 시드니의 기술, 장비, 컴퓨터 검진장비, 영상장비, 의약품, 기타 처치품과 99% 같다"고 밝히며 태국 의료의 강점을 선보이고 있다(신장섭, 2010).

넷째, 태국의 민간병원들이 보유한 우수 의료품질에 저렴한 의료비용이 결합하여 경쟁력을 갖고 있다. 태국의 의료비용은 인도보다는 높지만 인근 국가 싱가포르보다는 20~40% 정도 저렴한 편이다. 특히 성형이나 치과의 경우, 서비스 품질이 우수하면서 비용이 절감되므로 태국을 선호하는 경향이 있다.

〈표 Ⅶ-4〉 태국 및 미국의 진료비용과 싱가포르와의 할인율

진료 분야	비용(US$) 및 할인율			
	태국	미국	미국 대비	싱가포르 대비
혈관 성형	13,000	57,000	77.2%	0.0%
심장 우회술	11,000	130,000	91.5%	40.5%
고관절 치환	12,000	43,000	72.1%	0.0%
심장 판막 치환	10,000	160,000	93.8%	20.0%
척추 융합	7,000	62,000	88.7%	22.2%
무릎 대체	10,000	40,000	75.0%	23.1%
자궁절개	4,500	20,000	77.5%	25.0%

자료: Thailand Tourism Association Survey.

위의 도표에서 알 수 있듯이 태국의 의료비용은 미국 대비 평균 70% 이상 저렴하며 주변국보다도 저렴하기 때문에 가격 경쟁력을 가지고 있다.

다섯째, 외국인 고객을 위한 One-stop 서비스 체제를 운영하고 모델적으로 운영하고 있다. 환자를 외국의 특정 장소에서 병원으로 직접 운송하는 시스템이 구축되어 있으며, 비자처리도 병원 내에서 해결할 수 있는 서비스 창구를 마련하고 있다. 예를 들어 태국에서 가장 규모가 큰 범룽랏병원의 경우, 전 직원 영어 의사소통이 가능하고 한국어를 포함한 12개국 언어 통역요원을 배치하여 환자가 진찰실을 찾아다닐 필요 없이 직원(또는 통역요원)이 접수부터 전 과정을 직접 안내하고 있다. 또한 병원 옆에 호텔급 콘도를 건립하여, 환자뿐만 아니라 환자가족도 체류할 수 있도록 하는 편의를 제공하고 있다.

여섯째, 전략적 국제 마케팅을 진행하고 있다. 태국 정부는 상무부 수출진흥국과 관광청이 공동으로 의료관광 수출상품을 홍보하는 데 전력하고 있으며 수상 및 국왕까지도 의료관광 홍보에 직접 모습을 드러낼 정도로 적극성을 보이고 있다. 범룽랏병원의 경우, 중동의 두바이 경찰청과 후불제 치료(무비용으로 태국에서 치료를 받고 비용은 사후에 지불하는 방식)에 관한 협약 체결을 통해 중동 시장을 공격적으로 마케팅하고 있다.

일곱 번째, 의료관광서비스를 관광·쇼핑과 연계하여 산업간 시너지 효과를 극대화하고 있다. 단순 치료 목적이 아니라, 관광과 쇼핑 접목 병원, 건강을 위한 안식처, 즐거움을 함께 주는 관광이라는 느낌으로 고객에 접근하고 있다. 태국 관광청은 싱가포르 여행사와 함께 "Medical Tour" 패키지를 개발, 라식수술을 원하는 싱가포르 관광객을 태국으로 유치하고 있다. 이뿐 아니라 타이항공의 다양한 항공노선을 이용하여, Medical Check-up 로열 오키

드 휴일 의료진단 패키지 프로그램을 제공하는 등 패키지 상품 개발에도 노력하고 있다. 의료관광과 관련된 서비스 리스트는 고객 요구에 맞춰 각 병원별 패키지 프로그램을 안내하고 해당 고객을 위한 진료시간 및 담당의사 예약, 공항과 병원 간 교통편의 등을 제공하고 있다.

여덟 번째, 태국은 주변에 방대한 의료서비스 수요를 보유하고 있다고 할 수 있다. 경쟁국인 싱가포르와 마찬가지로 보건의료서비스 산업이 발달되지 못한 이웃나라들의 큰 시장을 보유하고 있다. 태국의 보건의료관광객들 중 71%가 동남아시아의 이웃 국가 출신임을 감안할 때 태국은 이미 상당수의 환자들을 보유하고 출발하는 셈이다. 태국 정부는 보건의료서비스 가격 경쟁력을 이용하여 싱가포르와는 차별화된 수요층을 집중 공략하고 있다.

4) 태국 의료관광의 약점

태국의 의료관광이 동남아시아에서뿐 아니라 전 세계적으로 독보적 존재이기는 하지만 앞에서 언급했듯이 2008년에서 2009년의 정치적 불안과 고부가가치 상품 개발의 부족이 그 일부 원인이었다. 이 외에 태국을 포함한 동남아시아 의료관광 시행국들이 공동으로 처한 문제는 첫째, 종종 발생하는 조류 독감 등의 기타 전염병의 문제이다. 특히 태국은 조류 독감 상습 발생지로 여행 자제 국가로 권고되기도 하기 때문에 위생에 민감한 의료관광객들의 심리적 불안을 야기할 수 있다.

둘째, 태국 환율의 불안정성이다. 세계 경제가 침체를 겪으면서 각국이 통화 전쟁을 벌이고 있는 시점에 태국 바트가 환율의 변동이 크기 때문에 진료비 비용 면에서 환율상의 손해가 발생할 수 있다(조찬호 외, 2010). 2006년과 2007년 미국 달러와 일본 엔화, 유로 대비 강세를 보인 적이 있어, 바트 환율의 평가 절상은 의료비 상승과 직결되는 문제로 인식되고 있다. 태국이 내세우는 가격 경쟁력이 의미가 없어질 수 있기 때문이다.

셋째, 정치적 불안이다. 앞에서 언급했듯이 태국 정부는 친탁신과 반탁신 세력들의 잦은 충돌로 불안한 정국을 보이고 있다. 이것이 해외 환자들을 불안하게 만들어 근접한 이웃 국가들로 의료관광 목적지를 전환하게 하고 있다.

5) 태국 의료관광의 전망

최근 세계 경기 침체가 태국 의료관광산업에는 오히려 큰 기회가 될 것으로 전망되고 있다. 높은 국내 의료비용을 감당하기 힘들어진 선진국 국민들의 발길을 잡을 것으로 예상된다. 특히 매년 8%씩 인상하는 미국의 높은 의료비용으로 인해 미국인들은 국내 의료비용 감당이 어렵게 된 실정이다. 이러한 피해를 극복하기 위해 태국 등의 동남아시아가 의료관광 목적지로 고려 중이므로 시장의 규모는 커질 것으로 보인다. 실제로 미국 보험회사들은 피보험 환자들의 값비싼 국내의료비용 부담 대신 해외병원으로 옮겨 저렴하게 치료받을 수 있게 하는 방안을 강구 중이다. 2008년 미국 Detroit Center for Health Solution 리서치 결과, 2007년 75만 명의 미국인이 해외 진료를 받은 것으로 추정되었다. 2010년에는 600만 명으로 증가할 것으로 추산되고 있다.

요약하자면, 태국에는 미국 국제병원평가위원회(JCI) 인증 획득 병원이 다수 있으며, 의료시설 및 의료진 수준에 대한 국제적 공신력을 확보한 상태이다. 게다가 현저히 저렴한 의료비용(미국의 10% 수준), 고도의 마케팅전략, 다양한 관광인프라 등은 향후 의료관광 마켓리더로서 태국의 위치를 더욱 공고히 해 줄 것으로 전망된다.

6) 태국의 대표적 의료관광 시행 병원

① 범룽랏병원(Bumrungrad Hospital)

범룽랏병원은 1980년 설립된 병원으로 미국, 호주, 싱가포르, 태국, 영국 출신의 경험 많은 병원 행정가 팀들이 경영하는 동남아 최대병원이다. 병원장은 영국 출신의 데니스 브라운(Dennis Brown)으로 그는 의료관광이라는 특수 목적을 위한 병원을 설립하여 의료계에 새로운 패러다임을 형성하였다. 사실 1997년 1월에 현대식 병동을 완공하느라 끌어들인 60% 가량인 6,500만 달러를 외국 부채로 조달하다가 바트화의 폭락으로 파산위기에 처한 적이 있었다. 이 위기를 극복하기 위해 외국 환자를 끌어들일 묘안으로 의료관광을 개발하게 된 것이다. 이것이 촉발되어 시사주간지 뉴스위크에서 세계 10대 글로벌 병원으로 소개하게 되었다.

이 병원은 1,000여 명의 의사를 보유하고 있다. 이 중 3분의 1은 미국 의사자격증 소지자들이며 높은 연봉으로 태국의 우수한 의사들을 지속적으로 유치하고 있다. 의료관광객을 대상으로 '메르세데스를 도요타 가격에'라는 광고 문구로 미국 등의 선진국 수준의 의료를 저렴한 비용으로 제공한다는 것을 강조하고 있다.

최고의 의료진 외에 최고 시설을 갖춘 범룽랏은 5성급 호텔과 동일한 554개의 병상과 30여 개의 특수진료센터를 보유하고 있다. 병원 구내에는 수영장과 체력 단련실을 갖춘 74실의 별관 숙소와 51실의 고급 아파트형 숙소를 갖추고 있다.

연간 외래 환자는 120만 명이며 그중 40만 명가량은 세계 190여 개국에서 찾아오는 외국 환자이다. 2008년 중동 관광객이 10만 명을 넘어서며 미국, 유럽, 중동까지 그 영역을 확장하고 있다. 진료 환자 42%의 외국인이 전체 매출에서 차지하는 비중이 55%에 달하고 있는데 이런 외화 획득의 공을 인정받아 2002년과 2010년 '총리수출대상(Prime Minister's Export Award)'을 수상하기도 하였다(신장섭, 2010).

1999년 병원품질향상 및 인증기구(The Institute of Hospital Quality Improvement & Accrediation)로부터 태국 내에서 최초로 인증을 받았고 2002년 아시아 최초로 JCI 인증을 받았으며 2005년, 2008년에 모두 재인증을 받았다.

국제적 명성에 걸맞게 범룽랏병원은 국제적으로 편리한 행정 시스템을 구비하고 있다. 병원을 찾는 환자들은 공항에서부터 픽업서비스를 받으며 가족들에게는 인근 호텔 숙박권까지 패키지로 제공하고 있다. 병원 내에는 22개 언어를 구사하는 30여 명의 통역사가 항시 대기하고 있어 환자가 언어적 어려움을 겪지 않도록 최대의 편의를 제공하고 있다. 홈페이지 역시 한국어를 포함한 14개 언어로 운영되고 있다. 가장 특기할 사항으로는 병원 내에 비자 연장 데스크를 설치한 사실이다. 환자들이 2차 치료를 받아야 할 경우나, 장기 체류가 필요한 경우, 외부 대사관까지 가는 수고를 덜고 철저하게 환자 중심의 업무를 진행 중이다. 모든 업무는 원스톱 서비스로 제공된다.

범룽랏병원은 진료비 정보를 공개하여 표준화된 패키지 가격을 제공하려고 노력한다. 웹사이트에서 실시간으로 진료비를 계산하도록 REALCOST 서비스를 제공한다. 물론 의사와의 면담 후 최종 진료비가 결정되어야 하지만 환자들이 병원을 선택하고, 치료를 결정하는 데 신뢰감을 주고 있다.

그리고 범룽랏병원은 과학적 경영의 일환으로 종합 품질 관리를 통해 병원의 모든 분야를 향상시키고 있다. 병원의 진료내역, 환자의 병력에 관한 모든 기록이 디지털화되어 있어 환자의 추적과 환자 관리가 지속적으로 이루어지고 있다. 진료과정 역시 자동화되어 진료시간을 단축시키고 있다. 이런 관리 경영으로 범룽랏을 방문한 국제 환자들의 만족도는 94% 이상으로 나타났다.

범룽랏은 해외 마케팅을 위해 전 세계에 21개의 사무소를 운영하고 있다. 이곳은 환자에게 병원정보, 진료비, 비자 발급, 여행 연계 등 종합적 정보를 제공하고 있다.

이와 같이 범룽랏병원은 철저히 소비자 중심의 의료서비스를 제공함으로써 의료를 산업으로 인식시킨 병원이라고 할 수 있다. 처음부터 끝까지 모든 정보를 제공하고 초기 단계에서부터 최종 의료서비스, 사후 처리까지 총체적 의료 지원을 아끼지 않는다. 자본의 논리에 맞는 병원 체제로 고객과 공급자 모두를 만족시키며 범룽랏은 경쟁적 우위를 유지하고 있다.

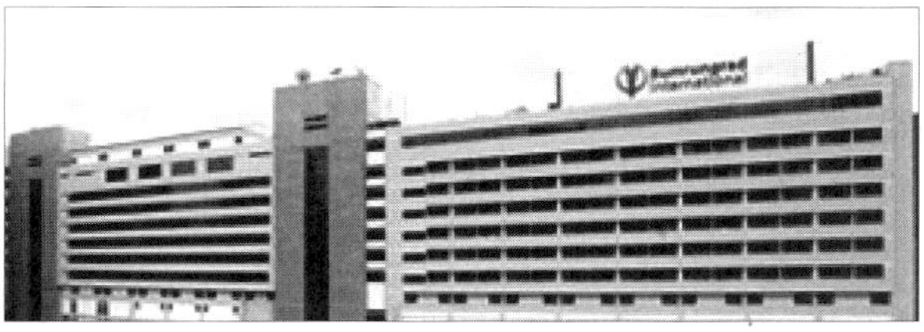

[그림 Ⅶ-7] 범룽랏병원의 외관

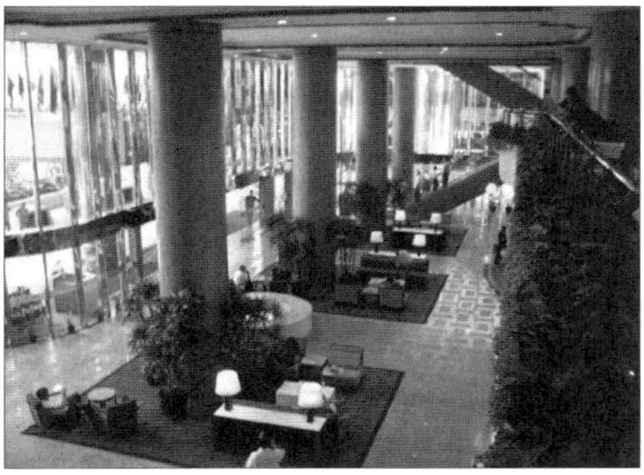

[그림 Ⅶ-8] 범룽랏병원의 호텔식 로비

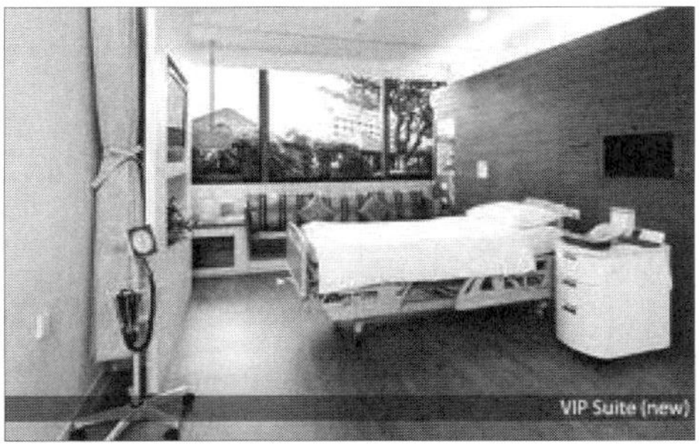

[그림 Ⅶ-9] 범룽랏병원의 입원실 내부

② 사미티웨이병원(Samitivej Hospital)

사미티웨이병원은 태국 시민들 사이에서 귀족 병원으로 불릴 정도로 최고의 시설을 보유하고 있다. 모든 병실은 1인 1실이며 공항에서 근접 거리에 있으므로 최단시간의 입원과 수술, 치료를 자랑하고 있다. 그리고 방콕 공항 내에 클리닉을 보유하고 있다. 환자의 심리적 안정에 도움을 줄 수 있는 2만 평 이상의 병원 정원도 자랑거리 중의 하나이다.

병원 운영과 관련해 사미티웨이는 태국 주식 시장에 상장된 최초의 사립병원으로 어린이병원과 청소년센터 등을 태국 최초로 설립했고 태국 최대 재활센터를 보유하고 있다. 특히 WHO와 UNICEF로부터 산모와 아이에게 적합한 환경을 제공하는 병원으로 지정되기도 했다. 사미티웨이병원은 감염 방지 헤파 필터 시스템을 운영하고 있으며 줄기세포 치료 지정 병원으로 미래의 의학 발전에도 기여하고 있다.

사미티웨이병원은 연간 20만 명 이상의 해외 의료관광객을 유치하고 있는데 일본 성형 환자들이 가장 선호하는 병원으로 알려져 있다. 최근에는 한국 의료관광객을 끌어들이기 위해 한국의 GM 여행사와 제휴해 환자유치 마케팅을 벌이고 있다. '태국으로 떠나는 환상적인 성형 여행'이라는 포스터를 제작하여 가슴성형, 안면윤곽술, 쌍거풀수술 등이 국내 비용의 30~40% 수준임을 내세우고 있다.

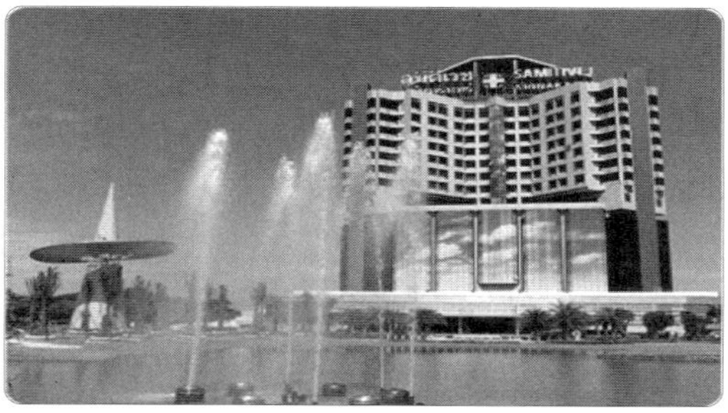

[그림 Ⅶ-10] 사미티웨이병원(Srinakarin)

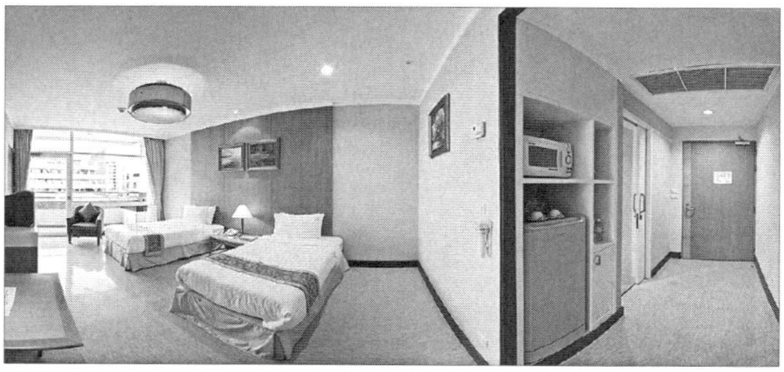

[그림 Ⅶ-11] 사미티웨이병원 병실 내부

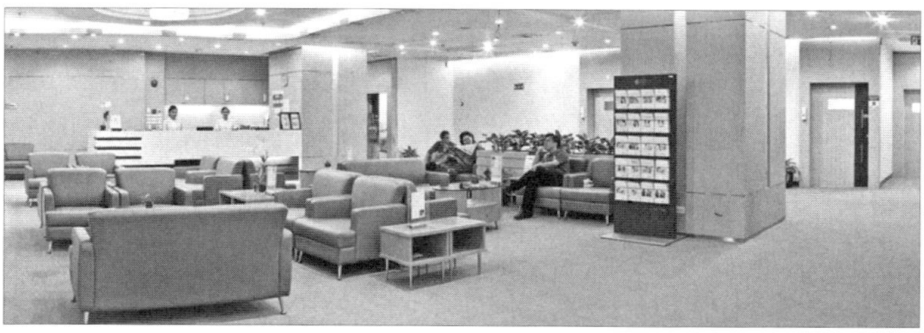

[그림 Ⅶ-12] 사미티웨이병원 로비 내부

③ 방콕병원(Bangkok Hospital)

방콕병원은 1972년 5명의 전문의와 30명의 간호사들로 시작해 현재 400명의 의사들과 600명의 간호사들을 보유하고 있는 가장 큰 병원 중 하나이다(Hanasia.com).

태국에서 사립병원으로는 최초로 ISO 9002와 9001 : 2000 인증을 획득한 우수 병원이다. 방콕병원은 국제 의료 기준에 부합하는 서비스를 제공하고 질적인 환자 치료를 수행하는 것에 최선을 다하고, 고객 만족을 최우선으로 여긴다.

이를 위해 타 병원들과 같이 최신의 의료기술을 도입하여 국제 표준으로 인증된 의료서비스를 제공하고 있으며, 획기적인 경영 전략으로 고객 서비스 개발과 안전 치료에 집중하고 있다.

방콕병원은 의료보급을 위하여 지방에 네트워크를 확대하고 있다. 현재 태국 전역을 비롯해 방글라데시, 캄보디아, 미얀마, 베트남에도 지사를 두고 있다.

20여 개 언어의 통역사가 상주하고 있는데 최근에는 한국 환자를 위해 한국인만을 위한 서비스로 전용 통역과 한국음식 서비스를 제공하고 있다. 노발리스(Novalis)라는 혁신적인 암 치료 기계로 치료를 하고 있어 한때 한국 의사들이 견학을 한 적이 있다고 한다.

방콕병원은 최고의 서비스 제공자로서 2001년 수출상을 수상하였다. 그 외에 태국의 보건부로부터 병원인증을 획득하였고 사립병원으로는 최초로 BOI의 멤버십에 가입하였다. 또한 2002 아시아상 병원경영 부문 수상의 영광을 차지했다.

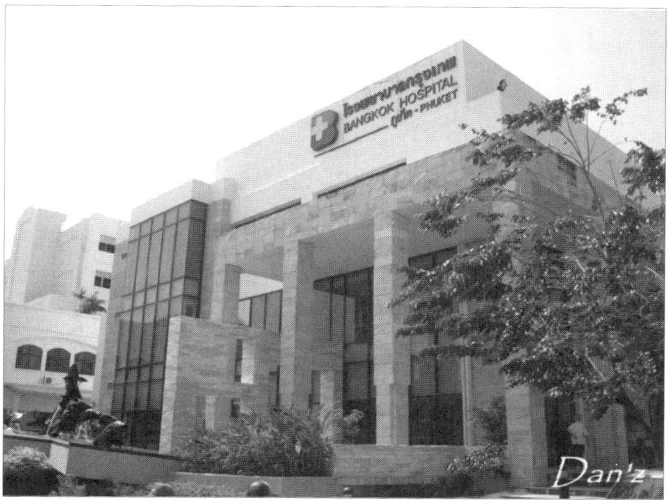

[그림 Ⅶ-13] 방콕병원의 외부

2. 싱가포르

1) 싱가포르의 공공의료제도

독립 이후 싱가포르가 최초로 행한 의료제도는 공공 부문 중심으로 진행되었다. 일반 조세 수입에 의해 무상 의료지원 서비스 방식으로 운영되었다. 이런 사회주의 방식의 의료제도는 1983년 국가보건의료계획(National Health Plan)을 통해 구조적 변화를 겪었다. 첫째, 보건의료비용에 대한 재정 부담을 국가에서 사회 구성원으로 교체하고 둘째, 공공 병원을 재조직하여 공사화하는 것이었다(연구보고서, 2006).

이 과정에서 정부 예산과 Medifund가 담당하는 대상은 보건비용을 지불할 수 없는 빈곤선 이하의 국민으로 제한되고 민간 부문의 책임을 늘렸다. 이 계획에서 1984년 4월 Medisave Program이 도입되었다.

(1) Medisave

이것은 정부에 의해 강제되는 개인 저축 구좌로 개인과 가족의 의료비로만 지출하도록 규제하고 건강에 대한 개인적 책임을 지도록 하고 있다. 고용인의 경우 월급의 6.5~9% 공제되며 퇴직 이전까지 적립해야 한다. 자영업자의 경우, 연 소득이 6,000싱가포르 달러 이상되는 자에게 적용되며 적립률은 6~8%이다. Medisave의 급여는 국공립 병원이나 Medisave가 인정하는 의료기관을 이용해야 한다. 주로 입원을 급여하지만 고가의 외래 치료도 급여된다. 그러나 위험공유(risk pooling)는 직계가족까지만 허용하고 있다.

이 Medisave는 CPF(Central Provident Fund) 산하에서 관리된다.

(2) Medishield

1990년 7월에 도입된 일종의 재난성 의료비보험으로 때에 따라 상당 수준의 직접 부담이 원칙이다. Medisave만으로는 의료비가 충당되지 않는 고비용의 질환 치료비를 보장 받기 위한 보험이다. 공제와 코페이먼트 방식으로 운영되고 있다. Medishield 보험료는 낮게 설정되어 가입을 촉진하고 있다. 보장은 Medisave와 마찬가지로 입원비, 일부 허가받은 외래 진료(신장투석, 암 환자의 화학 치료와 방사선 치료 등), 장기이식 환자 및 신장투석 환자에 대해 이루어진다(연구보고서, 2006).

(3) Eldershield

2002년 6월 도입된 중증 장애 보험으로 노인장기케어 재정보험이다. 보건부 지정 민간 보험사 NTUC Income과 Great Eastern사에서 위탁 관리하고 있다. Medisave 보유자가 40세에 도달하면 자동 가입되나 탈퇴가 가능하다. 최대 가입 연령은 69세이다.

(4) Medifund

싱가포르는 의료비용의 개인 책임을 강조하는 방식을 운영하고 있다고 밝혔지만 정부가 온전히 담당해야 하는 국민들이 있게 마련이다. 싱가포르는 이들을 위한 복지 정책으로 Medifund와 Medisave에 지급하는 보조금 Top-Ups 시스템을 가동하고 있다. Medifund는 1993년 200만 싱가포르달러의 자금으로 도입된 저소득층 의료비 지원 프로그램이다. 기본적으로 공적 부조 성격이며 수혜 대상자를 미리 정하는 것이 아니라 의료비가 발생할 때마다 심사를 통해 결정한다. Medifund 지원을 받기 위해서는 반드시 국공립 병원 및 공공의료기관에서 진료를 받아야 하고 B2급, C급 병실을 이용해야 한다.

4가지 종류의 공적 의료보험제도를 통해 싱가포르 정부는 건강한 국민을 양산하는 데 주력하고 있다. 다음의 표가 싱가포르 보건의 목표와 전략을 한눈에 제시해 줄 것이다.

〈표 Ⅶ-5〉 싱가포르 보건부의 정책 목표와 전략(2006)

목표	기대효과	정책전략
건강검진 및 질병의 감소	- 모든 국민이 건강한 삶을 영위 - 영아 사망률 및 모성 사망률 감소 - 질병 발생 감소, 주요 질환으로 인한 사망 및 불구 예방	- 건강 증진 계획 수립 및 시행 - 질병 관리 계획
양질의 저렴한 서비스 보장	- 노인에게 양질의 보건서비스 제공 - 비용효과적이고 지불 가능한 보건의료서비스 생산	- 노인 서비스의 통합적 제공 방식 접근 - 3M 프로그램 재검토 - 민간 서비스 제공자와의 계약을 통해 노인에게 할인된 가격서비스 제공
우수한 의료서비스 추구	- 의료 제공자와 제공시설 및 서비스의 높은 질적 수준 달성	- 의사 훈련과정 강화 - 임상 서비스의 QA 프로그램

자료: 싱가포르 보건부, 2006.

2) 싱가포르의 의료 인력

싱가포르의 보건 의료 인력은 꾸준히 증가하고 있으나 OECD국가들에 비해 낮은 수준이다. 전체 6,931명의 의사와 22,332명의 간호사들이 서비스를 담당하고 있다. 인구당 의사 비율은 1 : 640이며 간호사 비율은 1 : 210이다. 이 중 의사의 51%, 간호사의 55%가 공공 영역에 배치되어 있다.

치과의사는 1,323명으로 인구대비 1 : 3,390명으로 상당히 부족한 편이다. 치과의사의 경우는 일반 의사와는 다르게 공공부문에 22% 할당되어 있고 63% 정도가 민간에서 일하고 있다.

약사는 1,421명으로 치과의사와 같이 민간 부문에 더 많이 분포되어 있다.

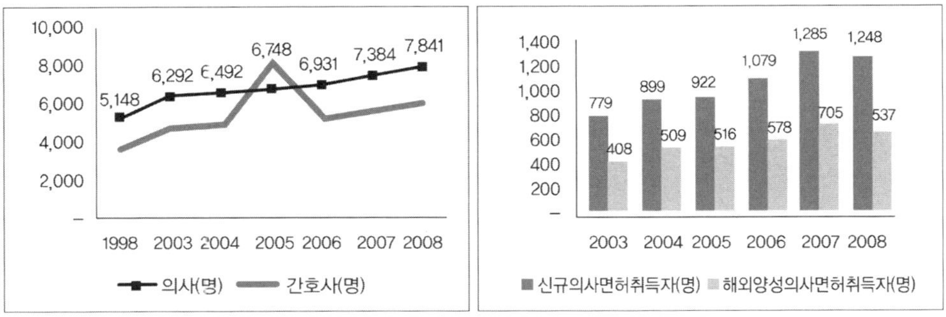

[그림 Ⅶ-14] 싱가포르의 의료진

자료: Singapore Medical Council.

〈표 Ⅶ-6〉 싱가포르 보건 의료 인력 (2007)

분야	인력
전체 의사수	6,931
공공 부문 의사수	3,505(50%)
민간 부문 의사수	2,966(43%)
비활동 인력	460(7%)
의사 1인당 인구수	1 : 650
인구 천 명당 의사수	1.6
전체 치과의사수	1,323
공공 부둔 치과의사수	293(22%)

민간 부문 치과의사수	833(63%)
비활동 인력	197(15)
치과의사 1인당 인구수	1 : 3,410
인구 천 명당 치과의사수	0.3
전체 간호사수	20,927
공공부문 간호사수	11,574(55%)
민간부문 간호사수	6,109(29%)
비활동 인력	3,244(16%)
간호사 1인당 인구수	1 : 220
인구 천 명당 간호사수	4.7
전체 약사수	1,421
공공부문 약사수	449(52%)
민간부문 약사수	832(59%)
비활동 인력	140(9%)
약사 1인당 인구수	1 : 3,160
인구 천 명당 약사수	0.3

자료: Ministry of Health "Health Facts Singapore 2007".

3) 싱가포르의 의료 구조

(1) 공공병원

싱가포르의 의료는 공공 부문과 민영 부문으로 구분되어 관리되고 있다. 이 두 영역의 혼합이 시너지 효과를 일으키며 자국민의 건강을 책임지고 해외 의료관광객을 끌어들이고 있다. 전반적인 의료서비스는 공공성에 기반을 두고 있지만 동시에 민간병원이 수익을 최대로 창출할 수 있도록 정부가 보조하고 관리하고 있다.

공공 영역에는 7개 구조조정 병원과 6개 국립센터, 17개의 폴리클리닉(polyclinics)이 존재한다. 민영 부문은 16개 민영병원과 민영 일반의원(GPs) 및 기타 민영기관들로 구성되어 있다.

먼저 공공 영역의 병원에 대해 살펴보자.

싱가포르의 공공병원들은 동부와 서부의 두 집단(cluster)으로 분리, 관리되고 있다. (1)동부 지역은 Singapore Health Services(SingHealth)이며 (2)서부 지역은 National Healthcare Group(NHG)이다. 각 네트워크에는 종합병원, 특수센터, 폴리클리닉, 약국 등 1차에서 3차까지 모든 공공의료자원을 연계하였다(2006-04 p.397). 이 두 클러스터 내의 병원들은 기본적으로 상호협력과 경쟁체제를 유지한다. 이를 통해 자원의 낭비와 중복을 피하고 고품질의 의료서비스를 지원할 수 있다. 단 병원들은 자신의 소속 집단을 바꿀 수 있으며 두 집단 이 자율적으로 경영되고 있고 정부는 각 집단의 성과에 따라 지원을 차별화한다.

〈표 Ⅶ-7〉 싱가포르 공공병원의 구성

구분	National Healthcare Group(NHG)	Singapore Health Services(SingHealth)
병원	Alexandria Hospital National University Hospital Tan Tock Seng Hospital Institute of Mental Health Woodbridge Hospital	Changi General Hospital KK Women's & Children's Hospital Singapore General Hospital
전문센터	National Skin Center The Cancer Institute The Eye Institute The Heart Institute	National Cancer Institute National Dental Center National Heart Center National Neuroscience Institute Singapore National Eye Center
폴리클리닉	Ang Mo Kio/Bt Batok/Choa Chu Kang/Clementi/Hougang/Jurong/Toa Payoh/Woodlands/Yishun	Bedok/Bukit Merah/Geylang/Marine Parade/Outram/Pasir Ris/Queenstown/Tampines

자료: www.nhg.com.sg/www.singhealth.com.sg

공공병원의 의사 월급은 최상급 외과 의사를 기준으로(top surgeon) 월 3만 싱가포르달러(2,100만 원) 정도이며 한 병원 내에서도 성과에 따라 의사들 간에 30~40%의 급여 수준의 차이가 있다.

공공병원에서 행하고 있는 외래 환자 지원은 상황에 따라 보조 여부가 결정되는데 공공의원(Government Polyclinic)에서 의사지정 없이 의뢰된 경우 보조를 받을 수 있다. 즉 외래 방문 경우의 대부분이 보조받는다고 볼 수 있다. 그러나 공공의원으로부터 의사를 지정하여 의뢰된 경우, 100% 본인 부담이다. 물론 민간의원에서 의뢰된 경우 100% 본인 부담이다. 다시 말해 선택이 있으면, 정부의 보조가 없다.

공공병원의 병상등급 구성은 정부가 정하는 기준에 준한다. 최근에는 공공병원에서 B2/C 등급 병상을 확대하고, A급 병상은 점차 민간병원 영역으로 넘기는 것을 정부의 정책방향으로 삼고 있다.

병원의 경영과 관련해 공공병원 운영수익금이 발생하면 정부에 돌려주지 않고 운영이사회(Board of Management)가 배당하든지 혹은 재투자하든지 사용방법을 결정한다. 보통 운영이사회는 11명으로 회계사, 보건부, 교수, 변호사 등의 전문가들로 구성되어 있다. 정부는 공공병원의 운영성과에 대해 정기적으로 보고를 받기 때문에 운영 결손이 발생하지 않도록 감시감독 기능을 수행한다.

싱가포르의 국가를 동서로 구분하여 배분되어 있는 공공병원들은 의료 발전을 도모하는 차원에서 세계적인 의료기관 및 대학과 제휴를 맺고 있다. 싱가포르종합병원과 미국 지마 연구소, 탄톡생병원과 미국 존스홉킨스 대학, 싱가포르 국립대학과 미국 듀크 대학이 제휴가 맺어져 있는 상태이다.

싱가포르의 보건 의료체계는 80% 이상의 의료서비스를 공공병원을 통해 제공하고 있다. 정부가 기본적으로 국민의 기본 건강권을 보호하고 있으나 재정 조달의 다양한 채널을 통해 재정적 부담을 줄이고 위험 분산을 억제하고 있다. 특히 경제 침체기에도 국가가 의료보장제도를 균등하게 지원할 수 있도록 안전망을 확보하고 있다고 볼 수 있다. 여기에 국민 개인의 의무와 책임을 강조하고 환자 본인의 도덕적 해이를 최소화하여 국민 스스로 건강 증진에 힘쓰도록 장려하고 있다. 따라서 공공성과 수익성의 적절한 결합을 통해 안정적이고 확고한 의료제도를 유지하고 있는 것이 싱가포르의 가장 큰 경쟁력이라고 할 수 있다.

(2) 민간병원

싱가포르 정부는 탄탄한 의료보장제도를 보유하고 공공병원의 관리를 통해 국민들의 의료를 지원하고 있기 때문에 민간병원들에게는 자유로운 운영을 허용하고 수익창출을 장려하고 있다. 정부는 민간의료기관의 설립에서부터, 의료비 책정 문제, 외국 자본의 유입에 이르기까지 개입을 거의 하지 않는다. 다만 주식시장의 상장 시 일반 대중이 10% 이상 보유하도록 제한하고 있을 따름이다(연구보고서, 2006).

정부는 민간병원이 해외 시장에 진출할 때 투자 정보나 시장 정보 등을 지원하고 의료기관의 윤리성 확보 등에 대한 규제와 가이드라인을 제시한다.

민간병원은 진료비를 자체 규정하고 있으나 내국인 환자 역시 진료하는 상황이기 때문에 공공병원의 기준을 감안하여 설정한다. 그럼에도 민간병원은 공공병원의 진료비보다 35~50% 정도 높다고 할 수 있다.

싱가포르의 대표적 민영병원들은 파크웨이병원 그룹(Parkway Health-Gleneagles Hospital,

Mount Elizabeth Hospital, East Changi Hospital), Mount Alvernia Hospital/Raffles Hospital/ Thomson Medical Center 등이 있다.

4) 싱가포르의 의료관광 현황

싱가포르는 영국의 식민지였던 역사로 인해 제2차 세계대전 이후 아시아의 의료 중심지 역할을 해왔다. 동남아시아나 인도, 방글라데시 등의 부유층 고객들이 미국이나 영국 등의 선진국까지 방문할 시간과 비용을 충당하기 어려울 때 싱가포르에서 진료를 받았다. 그후 계속 발전하여 1990년대에는 중산층에게까지 확대되어 의료관광의 대표적 목적지로 자리매김하고 있다.

싱가포르의 의료관광산업도 1985~1986년, 1997~1998년 두 차례의 경제 불황을 겪으면서 경제성장 동력의 일환으로 선도되었다. 1985년 경제위원회(Economic Committee)를 발족하고, 재정적인 지원 및 각종 규제 완화를 추진하였다. 1998년 11월 국가경쟁력위원회(CSC, Committee on Singapore's Competitiveness)에서 제조업과 서비스산업을 경제발전의 양대 축으로 선정하고, 아시아 최고의 허브구축 계획을 설립하였다. 그리고 의료관광산업을 활성화하기 위해 싱가포르 관광청(Singapore Tourism Board), 경제개발위원회(EDB, Economic Development Board), 무역개발청(International Enterprise Singapore) 등의 기구들이 협력 공조하였다.

의료산업 전담기구들을 갖추고 싱가포르 정부는 공공 의료기관과 별개로 영리 민간병원을 허가하여 본격적으로 외국인을 유치하고 의료산업을 발전시켜 나갔다. 특히 2003년 동남아시아를 덮쳤던 사스(SARS)로 인해 바닥을 친 후 빠르게 성장하고 있다. 2007년 46만 명의 외국인 환자유치로 946.7억 싱가포르달러의 수익을 창출했으며 2008년 64만 6,000명의 환자를 유치해 10억 2,540만 싱가포르달러 수준에 도달하였다. 연평균 40% 이상 성장한 셈이다.

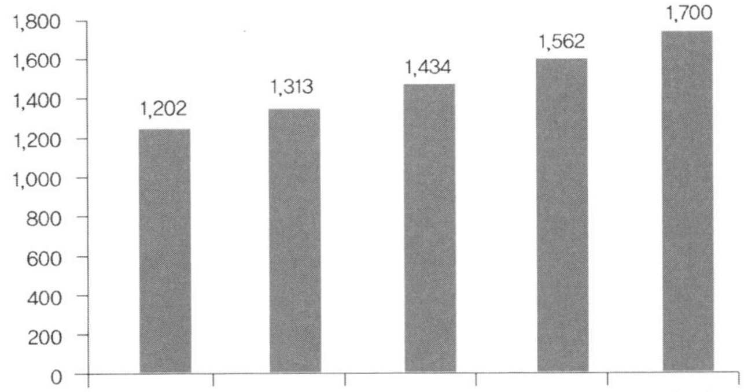

[그림 Ⅶ-15] 싱가포르 의료관광 시장

자료: RNCOS.

해외 환자 1인당 지출액도 2003년 474달러에서 2008년 1,122달러로 3배 증가하였다. 2012년 싱가포르 정부의 목표는 100만 명 유치이며 30억 싱가포르달러를 달성하는 것이다.

〈표 Ⅶ-8〉 싱가포르 의료관광의 경제 파급 효과

(단위: 천 명, 백만 달러, %)

연도	외국인 환자(천 명)	수입(백만 달러)	GDP 기여도(%)
2000	147	430	0.25
2007	500	1,500	0.65
2012	1,000	3,000	1.1

자료: 싱가포르 정부, 한국관광공사.

그리고 고용은 2000년 약 2만 6,000명에서 2007년 약 5만 7,000명으로 증가하여 고용효과도 상당히 높았다. 다른 나라에 비해 싱가포르의 의료관광산업의 성장은 빠른 편이며 부가가치 역시 고속 성장하고 있다.

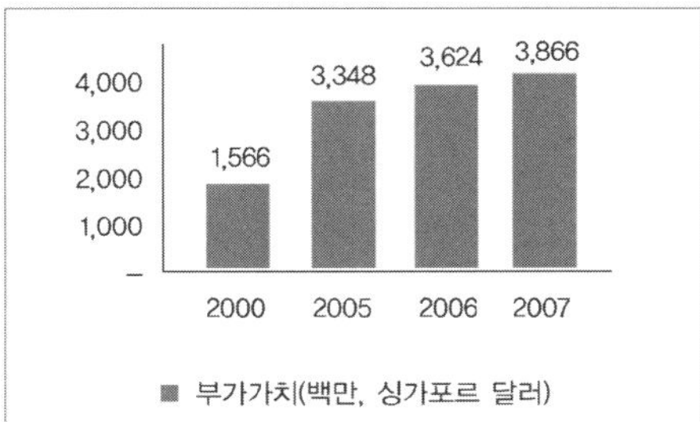

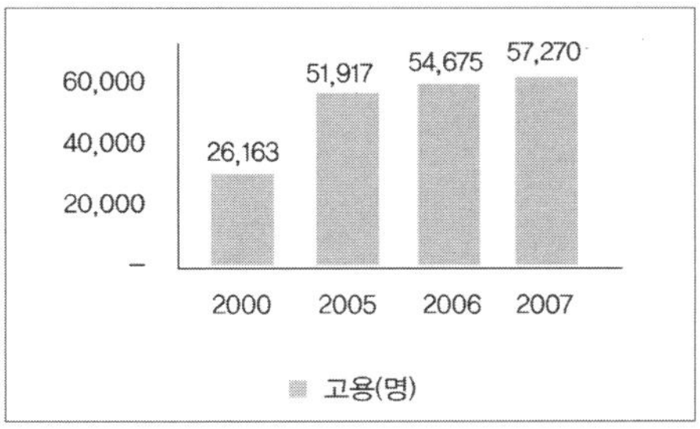

[그림 Ⅶ-16] 싱가포르의 의료관광 부가가치와 고용 현황

자료: Singapore Medical Council.

5) 싱가포르의 의료관광객 구성

싱가포르의 전체 환자 중에 외국인이 차지하는 비율은 25~40%에 해당된다. 해외 환자의 구성을 살펴보면 인도네시아와 말레이시아 환자들이 다수를 차지한다. 2008년 전체 의료관광객 중 50%가 인도네시아 출신이고, 25%가 말레이시아인이다. 보통 인근 지역의 아시아인이 절대 다수를 차지하고 있는데 이는 첫째, 거리상으로 가깝고 품질 좋은 서비스를 지원받을 수 있기 때문이다. 특히 인도네시아의 경우, 자국의 열악한 의료시설 때문에 제대로 진료를 받을 수 없다고 생각하는 부유층들은 싱가포르를 의료의 목적지로 여기고 있다.

둘째, 싱가포르가 가지고 있는 다문화적 특성이 해외 환자의 거부감을 줄이는 효과가 있다. 싱가포르는 중국인, 말레이인, 인도인, 파키스탄인, 유럽계 등 여러 민족이 각각의 문화를 유지하면서 공존하는 국가이다. 다양한 종교가 인정되고 다양한 음식 문화가 공존한다.. 언어 역시, 중국어, 말레이어 등 다양하며 공용어로 영어가 사용되고 있다. 이러한 독특한 다문화 국가의 특성을 지니고 있기 때문에 많은 해외 환자들은 자국의 언어, 자국의 음식 등을 즐기면서 지낼 수 있다는 심리적 안정감을 얻을 수 있다. 그러나 최근 인도네시아와 말레이시아 출신 환자들이 감소 추세를 보이고 있다. 인도네시아의 경우는 의료비 상승으로 인해 좀 더 저렴한 의료비용을 제시하는 필리핀이나 말레이시아로 발길을 돌리고 있기 때문이다. 인도네시아 환자는 2005년 96.1%에서 2008년 74.6%로 감소하였다. 말레이시아는 신흥 의료관광 시행 국가를 선포하면서 그동안 싱가포르로 유출되었던 자국의 중산층 환자들을 유치하고 인근 국가 환자들을 끌어오기 때문이다.

최근 중국인들의 시장을 고려하고 있으나 아직 2% 정도에 그치고 있을 뿐이다. 중국을 비롯한 동북아인들은 교통비용과, 기후, 상대적으로 높은 의료 비용을 걸림돌로 여기고 있다.

〈표 Ⅶ-9〉 아시아 국가별 의료관광 수입 비중의 변화

(%)

구분	인도네시아	말레이시아	기타 동남아시아	남아시아	동북아시아
2003	92.7	4.3	0.5	1.5	0.9
2006	76.9	3.0	10.0	9.2	0.9
2007	70.8	7.9	12.8	6.5	2.0
2008	74.6	5.5	16.7	3.1	0.1

자료: 동남아 전략 산업 분석－의료 관광 현황과 정책적 시사점.

최근 중동의 의료관광객이 늘어나는 추세이다. 9 · 11 사태 이후, 미국으로 입국하는 데 따른 제약과 원자재 가격 상승으로 소득이 증가하는 부유층들이 늘어나면서 새로운 시장으로 부각하고 있다. 싱가포르 관광청(Singapore Tourism Board)에 따르면 2008년 1,000여 명의 중동 관광객들을 유치하였다. 이들에게는 신장 이식수술, 시험관 아기, 심장수술, 줄기세포 이식, 암 치료 등 중중 질환 및 고급 의료기술이 필요한 분야의 의료서비스가 지원되었다(신장섭, 2010).

미국과 유럽의 관광객도 점차 증가하고 있는 추세이다. 2003년 0.1%에서 2008년 1%로 성장하였다. 이는 싱가포르의 민간병원들의 의료 제휴와 싱가포르 자체의 의료기술의 선진화로 이루어진 성과라고 볼 수 있다.

6) 싱가포르 의료관광의 경쟁력

동남아시아 의료관광의 시발국가가 태국이라면 선진 의료산업 이미지의 의료관광국은 싱가포르라고 할 수 있다. 인도를 포함해 동남아시아 의료관광국 중 경제적으로 가장 발전한 국가이며 전반적 의료기술과 위생 관념이 가장 우수한 국가로 인정되고 있다. 싱가포르가 갖고 있는 경쟁력은 다음과 같다.

첫째, 싱가포르의 의료는 세계적 수준이다. 2008년, 국제보건기구(WHO)는 싱가포르의 의료 시스템의 수준을 세계 6위로 평가하였다. 이것은 미국이나 캐나다 등의 선진국보다 우위에 있다. 싱가포르가 이런 지위를 얻게 된 것은 의료기술의 개발과 과감한 시도, 정부 차원의 적극적 지원이 있었기 때문이다. 이것은 싱가포르의 의학 발전 기록들에서 잘 나타나고 있다.

싱가포르는 JCI인증 병원 13개를 보유하고 있고 WHO의 혈액 안전성 인증을 받아 WHO 협동 수혈센터로 지정되어 있다.

싱가포르의 의료발전 성취를 연도별로 살펴보면 다음과 같다.

1983년: 아시아 최초 인공수정 성공
1985년: 아시아 최초 체외수정 성공
1987년: 세계 최초 냉동 배아 생산
1988년: 세계 최초 현미 조작 베이비
1991년: 나팔관 공동 배양 베이비
1992년: 세계 최초 포배낭 이식 베이비
1995년: 지중해 빈혈 환자에게 말초 줄기세포 이식
2000년: WHO에 의해 아시아 최고, 세계 6위의 보건체계 보육국으로 지정
2001년: 네팔의 두뇌 결합 샴쌍둥이 분리 시술
지중해 빈혈 환자에게 제대혈 이식
동남아시아 최초 좌심실 기기 이용 심장 이식
2002년: 동남아시아 최초 간 이식
2003년: PET/CT 최초 이용
2004년: tooth-in-eye 이용으로 시각장애 소년 치료
2005년: 골수부착 신장 이식
무릎연골 치료 시 줄기세포 혁신적 이용
2007년: 아시아 최초 Brainsuite 설치

이와 같이 싱가포르는 의료관광 홍보 시 자신들의 의학적 성취도를 밝혀 해외 환자들의 신뢰를 얻고 있다.

위에 언급된 싱가포르의 화려한 의료 경력을 통해 볼 때 싱가포르는 심장수술이나 신경수술 등의 고난도 의료 분야에서 경쟁력을 가지고 있음을 확인할 수 있다. 싱가포르 병원의 의료서비스는 미국의 주요 병원들과 비슷한 수준에 이른다.

그러나 싱가포르가 특수 의료 분야에서만 의료관광객을 맞이하는 것은 아니다. 동남아시아에서 가장 광범위한 의료서비스를 제공한다. 기초 건강 진단에서부터 모든 의료서비스를 망라한다. 이러한 의료품질 균등성(unformity in quality)을 유지하고 있어 환자들이 불편 없이 다양한 서비스를 지원받고 있다.

둘째, 우수한 의료진의 확보와 JCI인증 및 기타 인증 병원의 확충 및 최첨단 시설을 잘 구비하고 있다. 싱가포르의 의사수는 2001년 5,922명에서 2009년 8,323명으로 무려 40%가량 증가하였는데 의사 대 인구비율이 1 : 599명 수준으로 대폭 감소하였다(신장섭, 2010). 이런 의사들의 경우, 출신국적과 상관없이 개방적으로 의사를 수용하고 있다. 영미권 자격 의사들과 러시아 등 동구권 의사들도 늘고 있다. 이러한 의료진의 구성은 많은 해외 병원이나 의과 대학과 교류를 늘리고 제휴를 맺도록 하는 밑거름이 되고 있다. 의료관광이 발전할수록 증가하는 수요에 대해 탄력적으로 적용할 수 있는 인프라가 되기도 한다.

싱가포르에서 JCI인증을 받은 병원은 모두 17개로 이는 아시아의 JCI인증 병원의 1/4을 차지하는 숫자이다. 그 외에 11개의 ISO인증 병원을 보유하고 있다. 이런 인증 병원들을 통해 우리는 싱가포르가 고급 의료시설, 위생, 의료진, 의료 인프라 등 모든 부분에서 선진적이라는 것을 알 수 있다.

셋째, 싱가포르 의료비용의 경쟁력이다. 싱가포르의 의료비용은 동남아시아의 다른 의료관광국 인도나 태국에 비해 비싼 것은 사실이다. 그러나 싱가포르의 세계적 의료기술과 고품질의 서비스, 지속적인 사후 관리로 인해 경쟁력을 확보하고 있다. 비용이 다소 높더라도 좀 더 안전하고 신뢰할 수 있는 싱가포르가 많은 환자들의 관심을 끌고 있는 것이 사실이다.

〈표 Ⅶ-10〉 싱가포르의 진료비용과 할인율

진료 분야	비용(US$) 및 할인율			
	싱가포르	미국	미국 대비 할인	인도 대비 프리미엄
혈관 성형	13,000	57,000	77.2%	18.2%
심장우회술	18,500	130,000	85.8%	85.0%
고관절 치환	12,000	43,000	72.1%	33.3%
심장 판막 치환	12,500	160,000	92.2%	38.9%
척추 융합	9,000	62,000	85.5%	63.6%
무릎 대체	13,000	40,000	67.5%	52.9%
자궁절개	6,000	20,000	70.0%	100.0%

자료: SD Group.

넷째, 싱가포르의 관광청을 주축으로 의료관광을 시행하는 병원을 전폭적으로 지지한다. '건강 관리(Health Care)'를 하나의 부서로 신설하여 민간병원이 영리를 추구하는 데 장애가 없도록 관리하고 각 의료시스템과 여행사 등을 연계해 상품 개발에도 전념한다. 싱가포르 관광청은 해외 고객들에게 의료관광과 관련된 공항 픽업 서비스, 진료 예약, 입·퇴원, 사후 요양시설 및 휴양 리조트 등과 병원 간의 협조 프로그램을 유도하여 의료관광 네트워크를 구축한다.

싱가포르 정부는 민간병원들의 주식 상장, 과감한 투자, 규제 없는 마케팅 활동 등을 지원하고 싱가포르의 관광업의 전체적인 마케팅을 총괄한다. 민간병원의 의료관광은 외화를 벌어들이는 산업 부분이므로 해외 환자 치료 수입에 대해 일부 세금을 감면해 주기도 한다. 이처럼 정부 차원의 지지가 상당하기 때문에 싱가포르의 의료는 그만큼 국가 보증이 된다고 할 수 있다. 이 외에 경쟁평가 시스템을 가동하여 각 병원의 경쟁력을 강화하고 해외 환자 전용 시스템을 구축하는 등 정부의 관리가 잘 이루어지고 있다.

다섯째, 병원 정보의 투명성이 강화되어 있다. 싱가포르 정부는 각 병원의 진료비를 한눈에 볼 수 있는 '병원 진료비 크기(hospital bill size)'라는 사이트를 운영하고 있다. 기초 진료비에서부터 관련 서비스를 포함시킨 총 진료비도 계산해 볼 수 있다. 이러한 진료비의 투명성은 해외 의료관광객들이 계획을 세우는 데 도움을 주며 의료비 혼란으로 야기될 수 있는 오해를 미연에 방지할 수 있다. 소위 바가지 요금이 없다는 확신을 가질 수 있다.

여섯째, 사후 관리에 대한 신뢰도가 상당히 높다는 점이다. 싱가포르는 의료상의 위생 규제나 의료사고에 대한 정부 규제가 상당히 엄격하다. 의료에서 많은 리스크들이 미연에 방지되고 리스크 발생 시, 그 처리 또한 명확히 이루어지기 때문에 고객들의 신뢰를 얻을 수 있다.

일곱째, 다양한 언어와 문화가 공존하고 동시에 영어 공용어를 사용한다는 것이 경쟁요인 중 하나이다. 싱가포르의 슬픈 역사이기는 하지만 영국 식민지였던 역사가 영어라는 공용 의사소통 시스템을 유지하도록 해, 국제화에 기여하게 된 것이다. 이러한 다문화, 다민족 국가로서의 역사는 싱가포르 국민들이 타문화에 개방된 사고를 할 수 있게 해주고 타국가 관광객도 이러한 개방적 태도로 인해 편안함을 느낄 수 있는 것이 중요한 요인으로 작용하고 있다.

7) 싱가포르의 바이오산업

싱가포르 의료관광이 경쟁적 우위에 있게 된 배경에는 의료기관 중심의 의료산업뿐만 아니라 이를 지속하고 뒷받침할 수 있는 생명과학 분야의 육성사업이 동시에 발전하고 있기 때문이다. 싱가포르 정부의 의료허브 개발 추진은 바이오메디컬 산업과 같은 제조업을 발전시키려는 계획과 연결되어 있으며, 궁극적으로 바이오메디컬 산업의 발전은 수준 높은 의료서비스를 제공하는 기반이 되고 있다. 싱가포르 정부는 2000년 초반 바이오메디컬 산업을 육성하기 위해 바이오메디컬 이니셔티브(Biomedical Initiative)를 발족하고 정부 주도로 산업육성 정책을 시행하였다.

2003년 경제개발위원회(EDB)가 과학기술연구소(Agency for Science Technology and Research)와 보건부(MOH) 및 각 대학들과 함께 바이오메디컬 연구개발을 위한 바이오폴리스(Biopolis)를 설립하고 제약, 의료기기, 의료서비스산업의 발전을 시도하였다. '아시아의 바이오폴리스(The Biopolice of Asia)'라는 기치 아래, 제약회사(Wyeth, Schering-Plough, GlaxoSmithKline 등)들을 유치하고 Pharmacia, Eli Lilly, ViaCell과 공동 R&D센터를 설립하였다. 바이오폴리스는 최대 2,000명의 연구원을 수용할 수 있으며, 2007년 말 추가로 3만 7,000평방미터의 부지가 개발되었다.

2006년부터 시작된 바이오메디컬 이니셔티브 2단계 프로젝트에서는 지금까지 이루어진 연구를 바탕으로 병원과 연계하여 연구결과를 환자들에게 적용하고 있다는 뉴스들이 전해지고 있다. 전체 제조업 부가가치 중 바이오메디컬 산업이 차지하는 비중은 22.2%로, 부가가치는 2004년 약 176억 싱가포르달러(104억 US달러)에서 2007년 약 244억 싱가포르달러(162억 US달러)로 39% 성장하였다. 특히 제약 분야는 2004년 156억 싱가포르달러(92억 US달러)에서 2007년 212억 싱가포르달러(141억 US달러)로 36%의 성장률을 달성하였고, 의료기술 분야는 2004년 약 20억 싱가포르달러(13억 US달러)에서 2007년 32억 싱가포르달러(19

억 US달러)로 60% 가까이 성장하였다. 또한 싱가포르는 12개 바이오 의약품 기업과 17개 의료기술 기업이 50개가 넘는 영리제약시설에 투자함으로써 바이오 의약품 산업에서 경쟁력을 확보하고 있다.

성과를 바탕으로 2011년부터 2015년까지 37억 싱가포르달러를 투자해 바이오 연구를 강화한다는 계획을 밝히고 있다. 싱가포르 정부는 각종 국제 컨퍼런스나 포럼, 심포지엄을 개최해 의료 지식과 기술의 교류를 돕고 연구 성과를 높이고자 유도하고 있다.

생명 분야와 제약 부분 외에도 싱가포르 정부가 생명 의료허브 사업의 구축을 위해 의료기기 산업에도 적극적으로 개입하고 있다. 즉 생명의료 공학산업을 육성하는 데 집중하고 있다. 이를 위해 싱가포르 정부는 경제개발청(EDB)에게 주 업무를 이양하여 과학 분석장비, 임플란트 장비, 주사기, 카테터 등을 제조하는 외국 기업들을 싱가포르로 유치하기 위해 노력하고 있다. 현재 30여 개의 다국적 의료기기 업체가 싱가포르에 들어와 있으며 이 중에서 마이크로 어레이(micro-array)와 써멀 사이클러(thermal cycler)에서 세계 공급의 50% 이상을 담당하고 있다(신장섭, 2010).

생명공학 연구 발전과 의료기기산업을 융합하여 전반적인 의료 인프라가 확충되고 있으며 이것이 곧바로 의료시설과 이어져 의료서비스의 범위를 증대하고 있어 싱가포르의 의료발전은 진취적으로 이루어지고 있다.

8) 싱가포르의 대표적 의료관광 시행 병원

(1) 파크웨이병원

파크웨이 의료그룹(Parkway Group Helathcare pte. Ltd)은 의료지주회사로서 산하 20개 기관 중 15개가 은행이고 나머지 5개가 병원이다. 이 중 싱가포르 내에서 운영하고 있는 병원은 마운트 엘리자베스 병원(Mount Elizabeth Hospital; 505병상), 글렌이글스병원(Gleneagles Hospital; 380병상), 이스트 쇼어 병원(East Shore Hospital; 200병상)이 있다. 이 3개 병원이 전체 의료그룹의 60% 환자를 차지하고 있다. 이 3개 병원 중 마운트 엘리자베스 병원이 대표 병원이며 전속 의사가 337명, 개방 병원형 의사(attending physician)가 1,100명이다. M. 엘리자베스 병원은 아시아 최초로 ISO 9001 : 2000인증서를 획득하였고, 간 이식수술, 신장이식 및 PET SCAN 등 중요한 3차 진료기관의 역할을 수행하고 있다.

싱가포르 이외의 지역에도 병원시설을 구비하고 있는데 동남아 일대 국가인 말레이시아(쿠알라룸푸르, 페낭), 브루나이, 인도(캘커타)에는 분원을 운영하고 있으며, 인도네시아와 태국에서는 환자유치용 사무실을 운영하고 있다. 한국의 안동병원이 Korean Clinic을 열기로

협정되어 있는 상태이기도 한다.

파크웨이병원은 아시아 각국의 고급 의료 공급을 통해 수입창출을 꾀하고 아시아 허브로서의 입지를 확고히 할 것을 목표로 하고 있다.

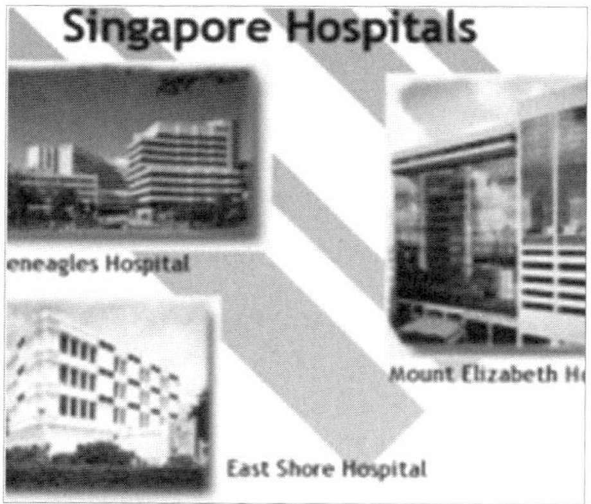

[그림 Ⅶ-17] 파크웨이 의료기관들 전경

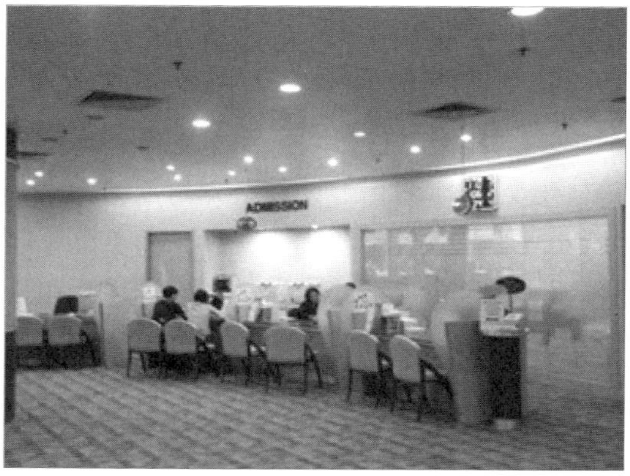

[그림 Ⅶ-18] 글렌이글스병원 수속, 수납

(2) **래플즈병원**(Raffles Hospital)

파크웨이병원이 지금처럼 성장하기 전 싱가포르의 병원 중 래플즈병원이 한국에서 유명했다. 2003년 한국에서 태어난 샴쌍둥이 지혜, 사랑이의 분리수술이 이루어진 병원이기 때문이다. 래플즈병원은 2001년 380병상 규모의 병원으로 설립되어 아시아의 화교 부유층들이 주로 찾는 호텔식 초호화 병원이다. 24시간 외래 진료를 하며 국제 진료소를 통해 해외환자를 유치하고 있다. 일본인을 대상으로 하는 Japanese Clinic을 운영하고 있다.

래플즈병원을 방문하는 해외 환자는 35% 정도 되며 1억 싱가포르달러의 매출을 올리고 있다. 2009년에는 한국인 환자 500여 명이 이곳을 방문해 치료를 받기도 하였다. 건강검진 프로그램을 잘 운영하고 있는데 최근에는 330~1,450달러의 검진 상품을 개발하여 싱가포르 관광청과 연계하여 동남아시아의 주요 공항과 도시에 사무소를 설치하고 마케팅을 벌이고 있다.

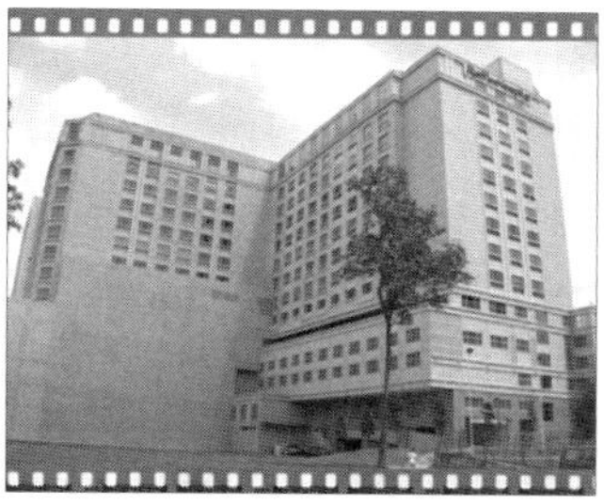

[그림 Ⅶ-19] 래플즈병원 전경

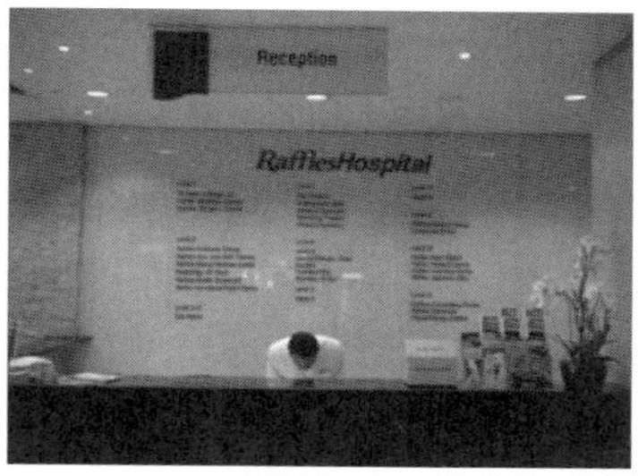

[그림 Ⅶ-20] 래플즈병원 안내 데스크

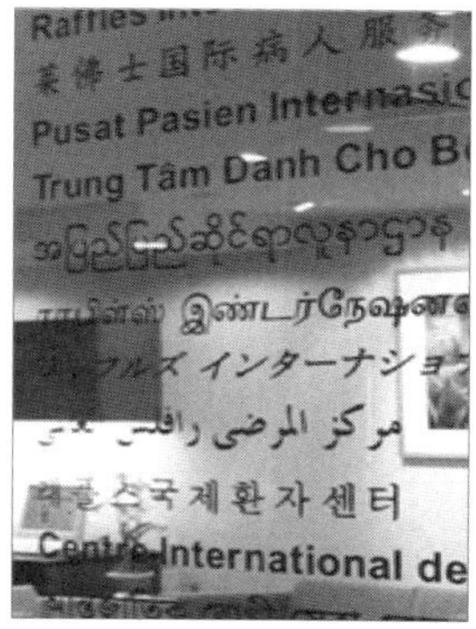

[그림 Ⅶ-21] 래플즈병원 국제환자센터 언어 지원

3. 인도

1) 인도의 공공의료제도

경제 신성장국인 인도는 개발 붐에 의해 많은 발전을 이루어 나가고 있으나 아직 의료 부분에 있어서는 혜택도 부족하고 시설 및 기술도 전반적으로 낙후되어 있는 편이다. 인도의 보건의료는 자원도 부족하고 국민 건강 수준도 낮은 상태이다. 그러나 정부가 수년간 보건 향상을 위해 노력하고 있으며 최근에는 의료관광산업을 통해 전반적인 의료 시스템을 개선하고자 계획하고 있다.

인도의 공공의료의 시작은 1947년 영국으로부터 독립한 후, 소련 스타일의 계획모델로 출발하였다. 그후 '보건 의료조사와 발전위원회보고서(The Health Survey and Development Committee Report, Bhore Report)'의 재편요구로 정부 주도 의료제도를 시작하지만 자원이 부족하고, 정부의 정책의지 부족 등으로 연이은 실패를 거듭하고 만다. 게다가 경제 침체가 이어지자, 파산위기에 처한 병원들이 늘어나 정부의 재정부담이 되었다. 그러자 1990년 국제기구의 압력 하에 수정조정안 도입안이 제시되었다. 국제통화기금과 세계은행의 권고에 기반하여 보건 분야 투자의 삭감, 민간자본으로 의료개방화, 사용자 부담 요금제, 공공병원에 민간자본 투자 권장, 기술 중심적 공중보건 발달에 초점을 두는 정책을 실시하게 되었다. 인도의 공공보건 의료조직은 중앙 정부 조직과 지방 정부 조직으로 구성되어 있다. 중앙부는 정책과 전략을 제공하고 보건 재정을 지원한다. 보건복지부 구조도를 살펴보면 약물 관리와 식품오염 예방 등의 보건 관련 문제를 다루는 보건과(Department of Health)

와 가족계획, 모자보건 담당의 가족복지과(Department of Family Welfare), 그리고 전통의료과(Department of AYUSH)로 이루어져 있다. 이 중에서 전통의료과는 인도의 고유 문화가 적용된 조직으로 인도 전통의료와 동종요법의 교육을 향상하고 약물 관리 및 표준화 작업을 담당하고 있다. 지방정부는 정부의 지시를 보고하고 지역 내에서의 부서 활동을 감독하는 역할을 한다. 보건의료비의 공공 지출비의 90%가 주정부로부터 나온다. 따라서 보건의료의 일차적 책임은 주에 할당되어 있다. 인도 정부는 2002년 보건의료 분야의 개혁 정책을 발표하고 인도 국민의 건강권을 보호할 목표를 세우고 있다. 2002년 보건의료계획의 내용은 다음과 같다(최은숙 외, 2008).

- 국민 전체에게 수용 가능한 수준의 good health를 달성한다.
- 취약한 부분에는 새로운 인프라를 구축하고 현재의 인프라를 업그레이드해 분산된 공공 의료 시스템에 대한 접근도를 높인다.
- 사회적, 지역적으로 의료서비스 접근의 형평성을 달성하여야 한다.
- 중앙 정부의 비중을 지속적으로 높여 공공 보건에 대한 투자를 증대한다.
- 비용 지불이 가능한 대상자를 중심으로 민간 부문에 의한 보건서비스 제공을 늘린다.
- 정부는 1차 보건 수준에서 예방 및 first-line curative initiative에 집중한다.
- 치료 시스템에서 약물을 적정하게 사용한다.

2) 인도의 의료보험

인도의 의료보험제도는 공공보험과 민간보험으로 이루어져 있으나 수혜자가 인구의 10% 정도밖에 없는 실정이다. 중앙정부 건강보험은 중앙정부 고용인에게 보건의료를 제공하는 것이다. 20개 도시에서 시행되고 있으며 이종요법 및 민간요법 치료까지 지원받을 수 있다. 피고용자 주보험(the Emplyees State Insurance, ESI)은 산업체에 가입된 보험으로 부양인들의 질병, 출산, 장례비용, 장애인 연금까지 지불한다. 이는 고용주와 피고용주 강제보험으로 피고용자의 봉급의 4.75%를 조합에 납부, 피고용인은 봉급의 1.75%를 납부한다. 대다수의 가난한 국민들은 국립병원에서 진료받는다. 중산층은 대부분 민간보험에 가입하고 민간 의사를 찾아간다. 이러한 병원들은 최고 시설과 의료진을 구비하고 있으며 환자는 전액 현금으로 지불한 후 건강보험증권을 통해 상환한다.

3) 인도의 보건의료 인력 및 시설

인도의 의사수는 10,000명당 6명 정도이며 간호사는 10,000명당 13명으로 의료진 수급이 부족한 상황이며 이 또한 도시 지역에 편재해 있어 의료 불균형이 심각하다.

〈표 Ⅶ-11〉 인도와 한국의 보건 의료 인력 비교

분야	인력수	인도	한국
의사	수	645,825	75,045
	밀도(10,000명당)	6	16
간호사	수	1,372,059	92,061
	밀도	13	19
치과의사	수	55,058	16,033
	밀도	1	3
약사	수	559,408	50,623
	밀도	5	11

자료: WHO(2008).

인도의 보건시설 제공 또한 부족한 상황인데 공공병원은 9,976개 정도 되며 병상수는 482,522개 정도 된다. 이 중 농촌에 32% 정도의 병원이 분포되어 있다. 농촌 거주 인구가 70%라는 점을 감안하면 도시 편재 문제의 해결이 시급하다. 의사의 80%, 진료소의 75%, 병원의 60%가 도심에 위치해 있다. 인구의 65% 이상이 최신 의료서비스를 이용하지 못하는 상황이다. 그리고 특기할 사항은 인도 전통의료기관이 보건 의료에서 상당히 중요한 기관으로 대접받는다는 것이다. 명상과 식이요법, 허브를 이용한 라이프스타일 변화를 통해 건강을 증진하는 아유르베다 시설과 사람을 체질로 구별하여 자연 치유를 시도하는 유나니(Unani), 해독 프로그램인 시드하(Siddha) 그리고 요가시설들이 병원시설로 등록되어 관리되고 있다.

〈표 Ⅶ-12〉 인도 전통의료 의원 및 병상수

시설	계	Ayurveda	Unani	Siddha	Yoga	Naturopathy	Homeopathy
의원	20,860	13,683	995	457	68	53	5,604
병원	3,158	2,373	256	279	8	18	224

출처: Central Bureau of Health Intelligence in India (2007).

4) 인도의 공공의료에서 한계점

인도 의료산업은 매년 18% 정도 성장하고 있다. 인구 증가 및 고령화와 더불어 병원, 의료기기, 기타 의료시설 등 전반적인 이용 증가와 의료비 지출이 증가하고 있는 상황이다. 경제 발전과 함께 중산층이 확대되면서 의료비 지출은 앞으로도 연 10% 이상 성장률을 보일 전망이다.

〈표 Ⅶ-13〉 인도의 의료비 지출

구분	2006	2007	2008	2009	2010
총 의료비	45,250	56,674	58,205	56,068	63,239
민간 지출	22,746	27,954	29,142	27,753	31,448
1인당 의료비 지출	41	50	51	48	53

자료: EIU, Business India Intelligence, September 2009.

그러나 전반적으로 의료가 낙후되어 있고 다수의 인도 국민들이 전염병과 질병에 시달리고 있는 상황이다. UINICEF에 따르면 인도 어린이 절반 이상이 면역력이 떨어지며 임산부는 최소 3번의 검사도 받지 못하는 상황이라고 한다. 게다가 인구의 2/3가 약품 공급을 제대로 받지 못하는 상태이다(한국 수출입 은행 해외 경제 연구소, p.2). 이런 의료의 사각지대에 놓인 인구가 많은 상황에서 더욱 최악인 것은 전염병 발생으로 인한 사망률이 높다는 점이다. 10만 명당 988.8명에 이른다. 또한 인도의 문제 질병으로는 AIDS가 있다. 아프리카 다음으로 HIV감염자가 많은데 약 240만 명이나 된다. 다음으로 인도에서 많이 발생하는 질병은 당뇨병이다. 세계 1위 수준의 당뇨 환자를 보유하고 있는데 2030년에는 7,940만 명이 당뇨로 고통받을 것이라는 추정이다. 이렇게 열악한 상태임에도 불구하고 공공 부문의 개혁 의지가 약하고 전반적으로 만연되어 있는 비효율적 관료제도로 보건의료가 취약하다고 할 수 있다.

5) 인도의 민간 의료관광산업 현황

인도의 의료관광은 1980년 의료 부문에 민간 투자를 허용하면서 시작되었다. 아폴로(Apollo), 맥스(Max), 에스코트(Escorts), 워크하르트(Wockhardt) 등의 병원들이 설립되고 해외 환자들 특히 영미권의 의료관광객을 끌어들이고 있다. 2004년 15만 명의 해외 환자를 유치하는 것에서 시작해 2008년 17만 명으로 늘고 3억 달러의 매출을 달성하였다. 매년 해외 환자가 15%씩 늘고 있으며 2012년에는 20억 달러 이상의 수익을 달성할 것으로 예상된다.

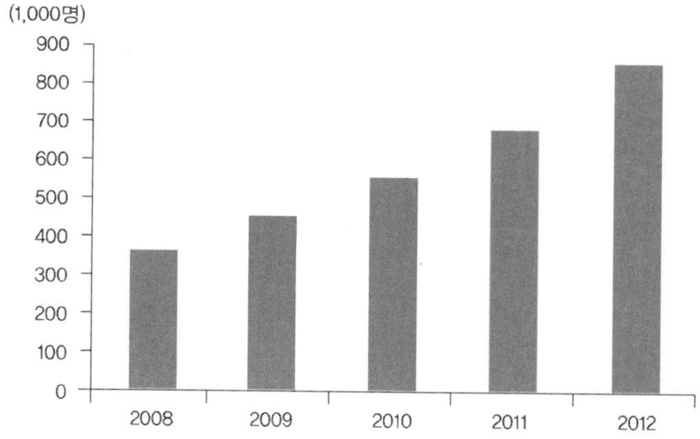

[그림 Ⅶ-22] 인도 의료관광객수(2008~2012)

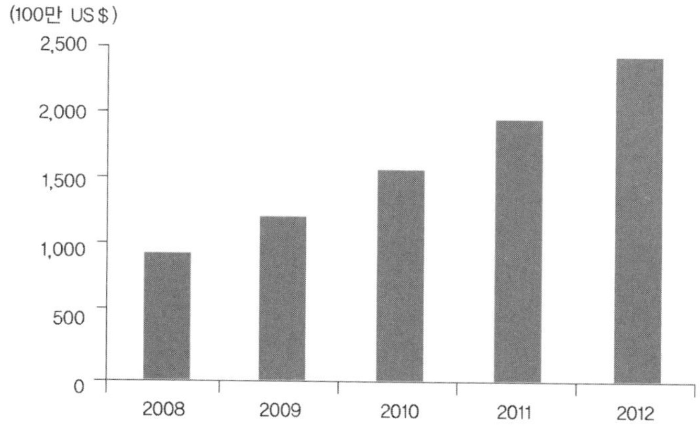

[그림 Ⅶ-23] 인도 의료관광 수입(2008~2010)

자료: RNCOS

민간병원들은 외국 기업들의 보험 시장 진출이 허용되면서 빠르게 성장하고 있다. 특히 자국의 의료보험에 가입되어 있지 않거나 가입이 되어 있더라도 까다로운 절차 때문에 의료서비스에 불만이 많은 미국 환자들이 인도를 의료관광 대상국으로 손꼽고 있다. 미국 내의 보험사들도 좀 더 저렴하게 진료를 받을 수 있는 인도의 병원들과 손잡고 환자들 모집에 나서고 있다. 앞으로도 이러한 해외 환자가 계속 증가될 것으로 예상되며 인도의 민간병원들은 이를 대비하여 네트워크를 확장하고 있다. 기존의 병원이나 의료 관련 기업들을 인수 합병하여 중소 도시로 확장하고 있다. 이 중 가장 주목되는 대상은 포티스 헬스케어(Fortis Healthcare)사로 2009년 8월 1억 9,000만 달러에 워크하르트의 10개 병원을 인수하여 최대 네트워크를 형성하고 있다(한국수출입은행 해외경제연구소 p.3). 인도의 의료관광산업의 일부인 의료기기산업 역시 발전을 거듭하고 있다. 인도의 의료장비 시장 규모는 2008년에 18억 5,000만 달러였으며 2012년에는 약 50억 달러에 이를 전망이다. 인도 정부가 메디컬 파크를 조성하면서 세계 의료 관련 업체들을 끌어들여 인도 내에서의 의료산업 개발이 전반적으로 이루어질 것으로 보인다.

6) 인도 의료관광의 장점

인도 의료관광의 가장 큰 장점은 가격 경쟁력이다. 인도의 의료비는 선진국의 1/8 가격이며 태국, 싱가포르, 말레이시아와 비교해 상당히 낮은 수준이다. 특히 치아나 혈관 수술의 경우는 미국과 유럽의 20% 정도밖에 되지 않는다. 그리고 미국에서 성형수술로 2만 달러가 소요된다면 인도에서는 2,000달러로 충분하다(한국경제매거진).

〈표 Ⅶ-14〉 주요 수술비용 가격 비교

(단위: US달러)

수술 종류	미국	인도	태국
골수이식	250,000	30,000	62,500
신장이식	500,000	40,000	75,000
심장수술	30,000	4,400	14,250
고관절 인공관절술	20,000	4,500	6,900
백내장수술	1,650	10-20	N/A

자료: Mediescapes India, IBEF research.

최근 많은 불임 부부들이 인도로 향하고 있다. 인도의 불임 치료는 미국의 2만 달러의 1/10인 2,000달러 정도 들기 때문에 많은 불임 부부들이 인공 수정을 위해 인도를 선택하고 있다. 게다가 인도에서는 대리모 출산이 합법적으로 가능하다. 한 번에 최대 6개의 수정란을 착상하기 때문에 훨씬 적은 수정란을 이용하는 미국보다 성공률이 높다고 한다(오화석, 2007).

둘째, 인도는 선진적 의료기술로 국제적 신뢰를 얻고 있다. 심장혈관 우회술의 경우, 인도가 미국보다 성공률이 높은 것으로 발표되고 있다. 2002년 뉴욕 보건국은 인도가 98.7%, 미국이 97.5% 성공률을 보인다고 발표하고 있다.

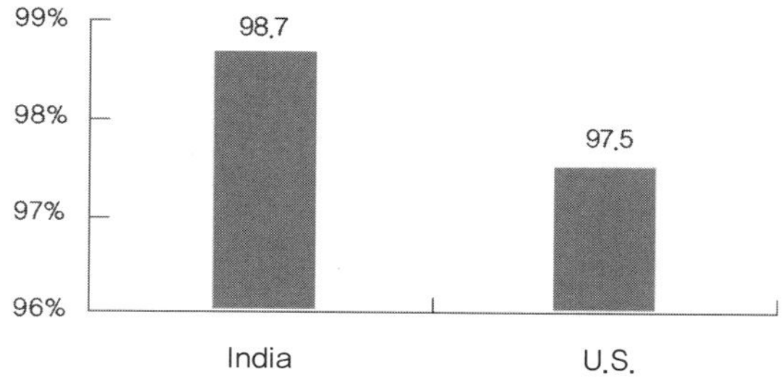

[그림 Ⅶ-24] 심장혈관우회수술의 성공률 비교

자료: India Brand Equity Foundation.

사실 인도 의사의 20% 이상이 미국과 영국 등 선진국에서 수학한 인재들이다. 이들은 임상 경험이 풍부하고 시술시간을 단축시키면서 완치율을 높이는 신의료기술들을 보유하고 있다. 이러한 인도 의료진들을 양성하기 위해 인도 정부는 의학 교육과 연구에 힘쓰고 있다. 18,000명 이상의 전문의를 배출하고 MBBS에 공인된 의사수는 10만여 명으로 세계에서 가장 높은 수치이다(조찬호 외, 2010).

셋째, IT와 정보 네트워크를 활용하여 의료 홍보 및 환자유치를 적극적으로 하고 있다. 환자들은 인터넷을 통해 의료관광의 패키지를 상담하고 구매하며 비자 발급 및 결제까지 모든 업무를 쉽게 해결할 수 있다.

의료기관들은 병원정보 관리시스템(HealthCare Information System)을 도입하여 환자의 이력과 치료 등의 지속적 관리를 체계적으로 하고 있으며 원격진료 시스템에도 도입하고 있다. IT 관련 사업은 1억 달러 정도이며 민간병원들의 경쟁에 있어 가장 중요한 부문이 되고 있다.

넷째, 정부의 적극적 노력이다. 인도 정부는 의료관광을 활성화하기 위해 의료관광을 수출산업으로 육성하고 있다. 병원이 자유롭게 영리를 추구하도록 각종 규제를 완화하거나 제거해 주고 있고, 외국인의 투자를 유치하는 데 도움을 주고 있다. 인도 보험규제당국(IRDA)은 건강보험 해외 직접 투자를 26%에서 51%까지 확대할 정도로 의료관광 육성에 힘쓰고 있다.

인도 정부는 의료관광객이 인도를 방문하는 데 아무 방해가 없도록 비자정책도 유연하게 운영하고 있다. 일단 의료관광객에게는 1년간 체류할 수 있는 메디컬 비자를 발행하고 연장이 필요한 경우 다시 1년 갱신해 준다. 환자뿐 아니라 환자의 보호자나 동반자 2인까지 비자를 제공하고 있다. 세계적으로 인도의 의료관광을 홍보하기 위해 관광 안내 책자에 각종 패키지에 대한 정보를 상세히 다루고 있다.

다섯째, 인도의 대체의료는 전 세계적으로 알려져 있어 이것이 서구 관광객들의 관심을 일으키는 데 중요 역할을 하고 있다. 요가, 명상, 아유르베다 및 자연 치유법이 종교적 분위기와 맞물리며 관광객의 욕구를 자극하고 있다.

여섯째, 영어사용에 있어 제약이 없어 언어 측면에서도 강점을 지니고 있다. 미국이나 영국 환자들이 가장 두려워하는 것이 의사소통의 한계인데 인도는 영어 사용 국가이기 때문에 의료관광객들이 쉽게 접근할 수 있다.

7) 인도 의료관광산업의 단점

인도 정부가 다각적으로 노력을 기울이고 민간병원들이 모범적 의료관광 사업을 추진하고 있으나 아직까지 인도에 드리운 위생과 가난의 이미지가 의료산업의 발목을 잡고 있다. 특히 위생 개념이 부족하여 각종 전염병이나 감염성 질환 관리가 미흡한 편이어서 의료안정성에 대해 불신을 키울 우려가 있다. 신성한 종교와 고양된 정신이라는 신비스런 이미지 뒤편에 자리하고 있는 비위생적 삶, 무질서한 교통 등의 문제를 해결해야 한다.

8) 인도의 대표적 의료관광 시행 병원

인도의 아폴로병원(Apollo Hospital)은 1979년 Dr. Prathap C. Reddy에 의해 설립되었다. 1983년 150여 개의 병상으로 시작해 현재 1만여 개 이상의 병상을 보유하고 50여 개의 병원을 소유한 아시아 최대의 병원 네트워크를 구축하고 있는 병원이다. 이 중 7개 병원이 JCI인증을 받아 최고의 병원임을 자부한다. 연간 9만 5,000여 명의 해외 환자를 유치하고 있으며 정부 주도 하에 IT산업을 접목시켜 최상의 서비스를 지원해 해외 환자들에게 어필하고 있다.

아폴로병원의 가장 큰 장점은 통합의료서비스 시스템을 통해 의료비용의 절감을 비롯해 전반적인 서비스의 질을 개선하고 소비자 만족도를 높이는 수직적 통합체계에 있다. 이런 통합체계로 아폴로병원은 위탁 관리 병원, 진단 클리닉, 약국, 컨설팅 서비스 등을 아우르는 기업형 그룹으로 성장하였다. 아폴로병원은 소비자들이 적재적소의 양질의 서비스와, 중복 검사 없이 의료서비스를 직접 연결하고 신속한 후속 조치를 원한다는 분석을 통해 가정방문 임상 및 진단서비스, 위탁 행정서비스 등을 제공하고 있다. 특히 원격 진료서비스에 많은 관심을 가지고 지역 사회를 찾아가는 원격의료상담센터 등을 운영하고 있다. 최근 도시와 농촌의 의료 불균형 현상을 해소하는 데 동참하는 의미로 농촌 지역에 3차 의료기관인 Apollo Reach Hospital을 설립할 계획이다(의약 뉴스, 김동설 기자).

아폴로병원은 미래 계획 발표를 통해 일류 병원으로 꾸준히 발전해 나가고자 한다.

① 세계 최고 센터들과 동등한 수입을 창출한다.

② 세계적 수준과 경력이 축적된 의료진을 확보하여 최상의 의료서비스를 제공한다.

③ 제3세대 장비들과 기초 토대들을 바탕으로 기술적인 측면에서도 경쟁력을 갖는다.

④ 서구의 1/8 내지 1/10 저렴한 의료비용, 절반 가격의 의약품 공급으로 다양한 국가의 의료관광객을 유치한다.

⑤ 대기시간제로, JCI 승인 병원의 확장, 환자 중심의 치료를 철저히 유지하여 서비스의 질을 향상시킨다.

⑥ 환자가 치료 지점을 선택하도록 하고 나머지 일련의 정보 제공을 충실히 한다.

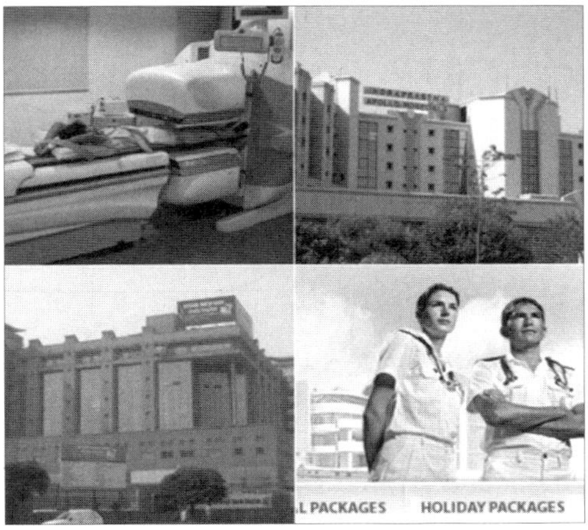

[그림 Ⅶ-25] 아폴로병원 전경

4. 말레이시아

1) 말레이시아의 의료제도

말레이시아는 아직까지 국민의료보험제도를 운영하고 있지 않다. 따라서 국민들은 보험회사의 개인의료보험제도에 가입하고 있다. 민간보험밖에 없기 때문에 많은 제약이 있을 것처럼 보이지만 다양한 조건으로 다양한 보험을 보유하고 있어 국민들이 의료서비스를 지원받는 데 크게 제약이 없다. 대부분의 말레이시아 국민들은 정부병원을 이용하고 있다. 인구의 88.5%가 공공병원이나 개인병원을 이용하는데 접근성이 뛰어나 3마일 이내에 거주한다(신장섭, 2010). 진료비 1링깃(원화 360원 상당)으로 일반의 진료와 3일치 처방을 받을 수 있다. 정부병원에서 일하고 있는 의사들은 국가인정 의사들로 의사 면허를 받은 후 의무적으로 2~3년 동안 근무를 해야 하는 병원이다.

정부병원 외의 민간병원은 개인 개업의에서부터 대형 병원에 이르기까지 주로 주택 지역에 분포하고 있는데 민간병원의 진료는 정부병원의 30~180배에 달한다. 비용은 상당히 차이가 있으나 빠른 진료가 가능하다. 대형 민간병원은 다양한 진단기기를 갖추고 수술 등 중증 치료를 돕는다. 정부병원에서 환자를 받아 치료하는 방식을 취하고 있다. 외래 환자의 초진비는 180링깃으로 정부병원의 180배에 달한다. 정부병원의 진료비가 거의 무료로 지원되다시피 하고 있으나 국민 총 의료지출의 39%는 민간의료 분야에서 발생하고 있다. 좀 더 질 좋은 의료서비스를 지원받고 싶은 심리 때문이다.

2) 말레이시아의 의료관광 현황

말레이시아는 태국이나 싱가포르보다 뒤늦게 의료관광산업에 뛰어들었다. 그러나 말레이시아는 태국이나 싱가포르의 의료관광 정책을 상당 부분 분석한 후 사업에 뛰어들어 다른 국가들의 강점을 잘 살려 최적의 사업안을 제시하고 있다.

말레이시아는 태국이나 싱가포르처럼 민간기업 선도가 아니라 정부 주도로 의료관광을 시행하였다. 1998년 National Committee for the Promotion of Health Tourism을 발족하고 Ministry of Health, the Ministry of Tourism, the Association of Private Hospitals of Malaysia 등 기타 기관들이 협력체를 발족하여 의료관광산업을 추진하였다.

2001년 외국인 의료관광객 수가 7만 5,000명이었던 것이 2007년 34만 명으로 증가하였다. 2008년에는 37만 5,000명으로 늘어났으며 8,500만 달러의 수입을 얻었다. 2011년에는 600만 명의 관광객이 말레이시아를 방문할 것으로 예견되고 있다(딜로이트). 의료관광객이 매년 30%씩 증가하고 있고 1억 5,000만 달러의 매출이 예상된다. 말레이시아 정부는 향후 3억 달러까지 올린다는 목표를 세우고 있다.

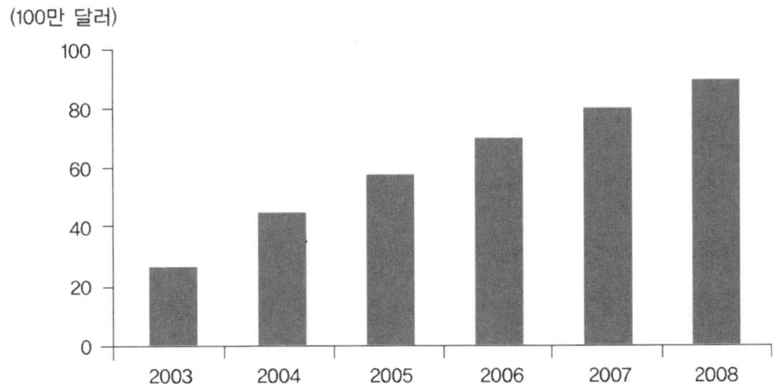

[그림 Ⅶ-26] 말레이시아의 의료관광산업 성장추세

자료: 동남아 전략 산업－의료 관광 현황과 정책적 시사점.

말레이시아 정부는 의료관광 개발 방안을 정하여 국책 사업으로 성장시키고 있다.

1단계: 목표 국가를 설정하여 그 국가의 소비자의 기호를 파악하여 그에 맞는 전략을 세운다.

2단계: 민간의료기관에 소속된 의료진의 의료서비스의 질을 향상한다.

3단계: 의료관광 프로그램에 참여하고 있는 개인병원에 한해 세금 혜택을 부여한다.

4단계: 출입국 관계 부서, 호텔과 개인병원의 대표를 소집하여 각 기관의 긴밀한 네트워크를 조성한다.

5단계: 개인병원의 마케팅과 홍보를 위한 개발 전략을 수립한다.

이와 같은 구체적 계획 아래 말레이시아 정부는 의료관광, 레저와 웰빙, 전통과 대체의학, 경영과 교육서비스 이렇게 4가지 핵심 분야를 통해 의료서비스를 지원하고자 한다. 특히 웰니스(wellness) 패러다임과 관광의 연계 촉진을 통해 건강검진과 성형수술을 양분하여 추진하고 있다.

레저와 웰니스 분야에서는 지압과 스파, 피부 관리, 반사학, 아로마테라피 등 전통 치유 방법을 이용하고 있다. 말레이시아는 대체요법이 상당히 발전한 국가인데 1만여 개 이상의 병원이 다양한 대체요법을 환자 치료에 이용하고 있다.

3) 말레이시아 의료관광객의 구성

말레이시아의 해외 환자의 대부분은 인도네시아인이다. 2007년 인도네시아 환자는 전체 의료관광객의 72%에 해당할 정도로 압도적이다. 이처럼 인도네시아 환자가 대다수를 차지하는 이유는 거리상으로 가깝고 문화적으로도 많은 유사성을 가지고 있기 때문이다. 우선 두 나라는 이슬람 문화권이다. 그래서 종교와 음식 등이 유사하여 환자의 심리적 안정을 돕는다.

그 다음으로 많은 환자는 싱가포르 환자이다. 전체 의료관광객의 10%를 차지하고 있는데 이들 중 상당수가 싱가포르의 저소득층이다. 말레이시아 정부가 싱가포르의 메디세이브 이용을 허용하고 있기 때문에 저렴한 의료서비스를 찾아 말레이시아로 오는 환자들이 발생하고 있는 것이다.

한때 6%를 차지하고 있던 인도 의료관광객은 2%로 감소했다. 자국의 의료산업이 발전하고 있기 때문인 것으로 추정된다.

기타, 서구에서는 미국보다는 유럽 환자들의 비중이 다소 높으며 2008년 이후 중동 환자들이 17%로 급증하였다. 이 역시 말레이시아의 이슬람 종교가 어필한 것으로 보인다.

말레이시아 정부는 기존의 인도네시아, 싱가포르에서 베트남, 캄보디아, 캐나다 등지로 시장의 범위를 넓히고자 노력하고 있다. 특히 호주를 겨냥하여 홍보와 마케팅을 벌이고 있다.

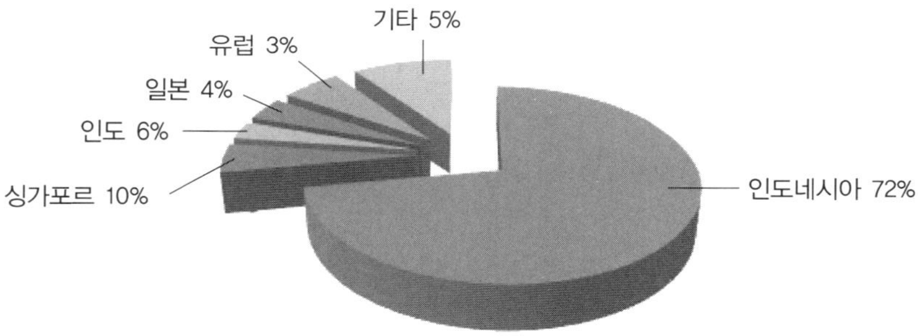

[그림 Ⅶ-27] 말레이시아의 의료관광객 구성(2007년)

자료: 동남아 전략 산업－의료관광 현황과 정책적 시사점.

4) 말레이시아 의료관광의 경쟁력

(1) 저렴한 의료비용

말레이시아가 동남아시아의 다른 국가들에 비해 경쟁력을 나타내고 있는 부문은 우선 가격이다. 말레이시아의 의료비용은 미국의 80～90%에 해당되며 이것은 태국이나 싱가포르에 비해 15～30% 낮은 가격이다.

〈표 Ⅶ-15〉 말레이시아 의료비용

진료 분야	비용(US$) 및 할인율			
	말레이시아	미국	싱가포르 할인	태국 할인
혈관 성형	11,000	57,000	15.4%	15.2%
심장 우회술	9,000	130,000	51.4%	18.2%
고관절 치환	10,000	43,000	16.7%	16.7%
심장 판막 치환	9,000	160,000	28.0%	10.0%
척추 융합	6,000	62,000	33.3%	14.3%
무릎 대체	8,000	40,000	38.5%	20.0%
자궁절개	3,000	20,000	50.0%	33.3%

자료: SD Group 취합.

이렇게 의료비용이 저렴한 배경에는 환율상의 이익도 작용하고 있다. 말레이시아의 1링깃은 0.31달러이므로 환자들은 좀 더 저렴한 가격에 진료를 받을 수 있다.

(2) 최고 시설의 민간병원

의료비용은 저렴하지만 최첨단 의료장비와 의료진을 구비한 민간병원들이 늘어나고 있다. 2010년 해외 환자를 유치할 수 있는 수준의 병원이 200여 개로 확장되었다. 페낭 어드벤티스트병원(Penang Adventist Hospital)이 말레이시아 최초로 JCI인증을 받았고 그후 추가로 5개 병원이 인증을 획득했다. 이런 민간병원들은 의료관광객의 기호를 충족시키기 위해 다양한 부대 서비스를 제공하고 있다. 개인 버틀러나 전속 간호사를 제공하여 양질의 서비스를 제공하는 데 전념하고 있다.

(3) 정부의 전략적 정책

말레이시아 정부는 여러 정부 기관들을 중심으로 의료관광을 적극적으로 시행하고 있다. 이 정부 조직 중의 말레이시아 헬스케어여행위원회(MHTC, Malaysia Healthcare Travel Council)를 열어 말레이시아 의료관광 발전 계획을 관장하고 해외 환자에게 홍보하는 업무에 주력하고 있다. 사실상 의료관광 에이전시 역할을 담당한다고 할 수 있는 MHTC가 정부 산하 기관이라는 것은 그만큼 말레이시아 정부의 관심이 크다는 것을 보여 준다.

MHTC는 의료관광 시행 병원들의 홈페이지에 오픈 메뉴 플러스(OMP, Open Menu Plus)를 가동해 병원, 연구소, 환자 모두가 의료 관련 정보를 공유할 수 있도록 조치하고 있다. 이러한 정보 공개와 교류를 통해 환자와 의료 관련 기관들을 종합적으로 연계하고 의료서비스와 의료기술의 발전을 도모할 수 있다. OMP의 주요 서비스는 의료정보통신 인프라 구축과 온라인 정보 창구 개설, 그리고 건강 정보에 대한 통계 자료를 제공하는 것이다. 먼저, 의료정보 인프라 구축에 대한 내용을 살펴보면 의료서비스 제공자와 의료비 지불 기관이 스마트카드를 사용하는 기반을 조성한다. 이를 통해 법적으로 보호받고 감시되는 정보교환이 이루어져 고객들의 신뢰가 높아질 수 있다.

다음, 온라인 정보 창구 개설로 병원과 의사들이 직접 홍보를 하고 상담할 수 있게 되었다. 의사와 환자의 직접적 의사소통이 가능해질 수 있다.

마지막으로 중요한 것은 건강과 관련된 모든 정보들을 취합해 통계를 제공하는 것이다. 이러한 정보는 보험사와 국가가 의료비와 보험료를 책정할 때 기준을 제시한다.

이렇게 여러 방면에서 정부가 개입해 의료관광산업을 동력화하는 반면에 한편으로는 정부의 개입을 최대한 줄이고 민간병원들이 자생력을 가지고 성장할 수 있도록 최대한 배려를 아끼지 않고 있다.

우선, 의료 분야의 광고를 허용한 것이 그것이다. 2010년 9월부터 신문, 매체, 인터넷에 의료 관련 광고가 가능해졌다. 그리고 의료관광비자 절차를 간소화하였다. 의료관광객이나 응급환자들이 공항에 도착했을 때 '도착 비자(Visa on Arrival)'를 제공하고 있다. 그후 일반비자로 연장해 치료 기간만큼 체류할 수 있다. 최대 6개월까지 체류가 가능하다. 특히 의료관광객들이 신속하게 입국할 수 있도록 그린 레인 시스템(Greeen Lane System)을 가동하고 있다.

무엇보다 흥미로운 것은 정부 지시 하에 병원 차량으로 의료관광객을 수송하는 것이 가능하다는 것이다. 건강부(MHO, Ministry of Health)에 등록된 의료시설의 경우, 차량 운용 특별허가권을 발급해 병원 차량을 이용해 의료관광객을 호텔이나 공항 등으로 안내할 수 있다. 그리고 싱가포르 환자들을 대거 유치하기 위해 싱가포르 메디세이브 사용을 허가하고 있다. 메디세이브에 가입된 싱가포르인이면 누구나 말레이시아의 의료서비스를 제공받을 수 있다. 말레이시아 정부는 병원들이 의료적 발전을 할 수 있도록 해외 유명 의료기관이나 대학과 제휴를 권장하고 있다. 동시에 의료서비스의 균등화를 추구하면서 국제적 인증을 받고 유지하는 병원들이 점점 늘고 있다. 말레이시아의 의료관광 시행이 타 국가에 비해 늦어진 것은 사실이지만 그만큼 충분한 인프라를 구축하고 획기적인 조치로 의료관광산업을 이끌어 가고 있음을 알 수 있다. 이러한 정부 조치 가운데 또 다른 대표 정책이 바로 세제 감면 혜택이다. 말레이시아 정부는 의료기관들이 사업을 펼칠 수 있도록 시설 투자를 지원하고 있다. 2010년 1월부터 향후 5년간 병원들이 신규 병원을 설립하거나 기존의 시설을 확장 내지 현대화할 경우, 건강부의 기준에 합당하다면 투자금의 100% 세금을 감면해 주는 파격적 조치를 단행하였다(신장섭, 2010).

그리고 의료관광을 시행하는 정부의 수입에 대해 100% 세금을 감면하고 있다. 뿐만 아니라 해외 의료인증 기준을 획득하기 위해 들어가는 비용에 대해서는 이중 공제를 허용하고 있다.

파격적이고 획기적인 세제 정책을 통해 민간병원의 성장을 촉진하는 노력 이외에 병원 의료서비스 홍보를 금지했던 조항을 폐지하고 병원이 적극적으로 마케팅할 수 있도록 조치를 하고 있다.

5) 말레이시아의 의료기기산업

말레이시아는 의료관광을 병원 중심으로 시행하기 전부터 세계 의료기기의 상당 부분을 공급하는 국가였다. 말레이시아는 의료기구 중 소모품에 해당하는 카데터, 의학용 장갑을 주로 생산하고 있다. 세계 카데터 시장의 80%를, 세계 의학용 장갑의 60%를 차지하고 있다. 이것은 말레이시아가 고무나무의 재배를 통해 라텍스 생산을 많이 하고 있기 때문이다. 이 외에 소독, 멸균서비스, 의료 멸균용기, 정밀 공학, 금형 제작, 사출과 조립, 기계 등 다양한 의료기기를 만들어 내고 있다.

2007년 말레이시아는 의료기기와 관련되어 70억 링깃(21억 8,750만 달러)을 달성하였다. 말레이시아 의료기기 산업은 8%의 성장률을 보이고 있다. 세계 성장률 6.8%를 웃도는 수준이다.

6) 말레이시아의 대표적 의료관광 시행 병원

(1) Kuala Lumpur Gleneagles Intan Medical Center

글렌이글스병원은 암팡에 소재하고 있는 가장 유명한 병원이다. 330개의 병상을 보유하고 110명 이상의 전문 상담원을 배치하고 있다. 주로 일본인 환자를 담당하고 있으나 최근에는 한국 환자유치에도 적극적이다. 글렌이글스병원은 2006년 Asia Spa Wellness Awards에서 전신치료에 대한 기술산업상과 최고 병원상을 수상하기도 하였다. 2007년에는 Asian Hospital Management Award도 수상하는 등 대외적 경력이 우수한 병원이다.

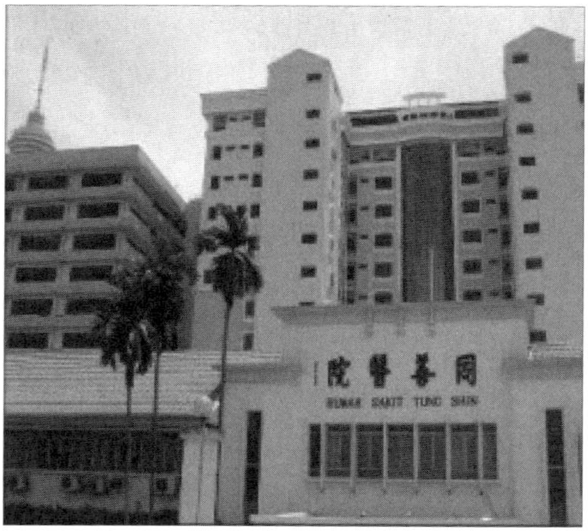

[그림 Ⅶ-28] 쿠알라룸푸르 글렌이글스병원 전경

(2) Assunta 병원

Selangor 중의 Petaling Jaya에 소재하고 있는 병원으로 50년 역사를 자랑하는 최초의 개인병원이다. 1961년 말레이시아 최초로 개인 간호학교를 설립하여 전문가 양성에도 힘쓰는 병원이다. 'Tender loving care'라는 이념 하에 병원 치료와 간호, 휴식의 공간까지 확보하여 의료서비스를 제공하고 있다.

(3) KPJ Healthcare Berhad

말레이시아 최초의 헬스케어 그룹으로 말레이시아 전역에 15개의 민간병원을 소유하고 있다. 인도네시아와 방글라데시에도 병원을 운영하고 있다. 2010년 20억 링깃 목표를 달성했으며 정부와 긴밀히 공조하며 해외 마케팅을 펼치고 있다.

(4) 이스칸다르(Iskandar) 의료 허브 구축 계획

말레이시아 남부 조호(Johor)주의 남단에 위치한 지역인 이스칸다르에 정부가 경제종합발전단지를 세울 계획이다. 이곳에 들어설 의료기관들은 의료관광객을 타깃으로 하고 싱가포르로 유입되는 인도네시아 환자들을 유치하고자 한다. 동시에 좀 더 저렴한 의료비용을 원하는 메디세이브 싱가포르 환자들을 모집하고 요양서비스를 제공하는 등 제2의 싱가포르라고 불릴 정도의 단지의 조성을 계획하고 있다.

(5) 아피앗 헬스파크(Afiat Healthpark)

이스칸다르의 누사자야(Nusajaya)구역에 들어설 종합진료기관단지이다. 이곳에는 현대의학, 전통의학과 대체의학, 웰니스가 결합된 대형병원과 폴리클리닉, 재활센터, 전문의 병원이 들어설 예정이다.

(6) 메디니(Medini) 단지

메디니 지역은 의료시설뿐만 아니라 요양과 휴식, 위락 시설들을 종합적으로 갖추고 관광객을 끌어 모을 예정이다. 해외 투자 유치를 위해 10년간의 세금 면제 등의 조건을 내세우고 있다.

(7) 판타이(Pantai) 병원

2015년 완공을 목표로 이스칸다르에 400병상의 병원인 판타이 병원이 들어설 예정이다. 건강검진, 예방 의학, 다이어트 등에 중점을 두고 특화할 병원이며 환자 기록을 디지털화하여 all-digital 병원으로 발전할 계획이다.

5. 필리핀

1) 필리핀의 공공보건제도

필리핀은 경제, 사회, 정치적 불안이 오랫동안 지속되면서 국민의 보건 의료 분야를 발전시키지 못했다. 아직 국민의 교육 수준이나 경제 수준이 하위에 머무르고 있어 빈곤층이 인구의 40% 이상을 차지하고 있는 상황이다. 이런 상황이므로 영아 및 모성 사망률이 높고 감염성 질환이나 질병 치료에 대한 국가의 재정 부담이 증대하고 있다.

필리핀의 보건의료체계는 중앙 행정부와 지방 자치단체로 나뉘어 관리된다. 중앙 행정부는 가족계획, 전염성 질환 예방 등을 관리하고 심장센터, 결핵치료병원 등을 관장한다. 각 지방은 지역의 의료기관을 관리하는 책임을 지고 있다. 지역 단위 이하의 기관에서는 분만과 외래 진료, 예방과 치료 모두를 포괄적으로 서비스하고 있다.

의료시설과 보건인력 역시 꾸준히 증가하고 있으나 대부분 도시에 편중되어 있어 지역

간의 불균형이 심각한 상태이다.

전반적으로 필리핀의 의료서비스는 실행이 제대로 이루어지고 있다고 할 수는 없다. 국가 의료제도가 있다고 하더라도 보호받을 수 없는 빈곤층이 상당하고 국민들의 낮은 의식 수준으로 인해 의료서비스에서 소외되는 계층이 대다수라고 할 수 있다.

이처럼 필리핀 보건의료제도에는 해결해야 할 문제들이 산재해 있다. 우선, 기본적인 의료서비스가 미흡하다. 필리핀은 예방접종, 영양실조, 그리고 전염성 질환 등의 1차 보건을 책임질 수 있는 인프라가 거의 부재한 상태이다.

둘째, 의료 관련 재정이 부족하다. 필리핀의 병원들은 퇴행성 질환이나 만성질환 등의 증가로 재정적 압박을 받고 있는 상황이다. 특히 지방 정부의 재정난 등이 이러한 현상을 가중시키고 있다.

셋째, 의료자원의 지역 간 불균등이 심각하다. 질환 발생이 농촌에서 더 일어나고 있음에도 불구하고 보건시설과 의료진의 56%가 도시에 편중되어 있다.

넷째, 의료시설 이용에 대한 재정 부담이 높다. 필리핀의 극빈층 28% 정도는 전혀 의료혜택을 받지 못하는 것으로 파악되고 있다. 평균 병원비가 평균 소득의 3배에 달하고 있는 형편이라 의료비 지출은 감당할 수 없다.

다섯째, 건강 증진과 관련된 교육 프로그램이 부족하다. 필리핀은 아열대 지역의 국가이므로 자연히 말라리아나 각종 전염병의 발생이 높다. 그러므로 국민들의 위생 교육이나 예방 교육이 진행되어야 한다. 그러나 국민 대다수의 교육 수준이 낮아 이 문제가 쉽사리 해결되고 있지 않다.

2) 필리핀의 의료관광 육성

필리핀의 공공의료제도는 외형상 존재할 뿐 국민 대다수에게 그 혜택을 제공하지 못하고 있다. 정부의 재원 마련이 힘든 상황에서 필리핀에서의 의료 실정은 민간보험과 민간병원에 더 크게 의존하고 있다. 기업형 의료시설 및 시스템을 운영하여 자체적으로 영리를 추구하는 민간 방식이 우세하다.

동남아시아의 다른 국가들이 의료관광을 산업화하자, 필리핀 역시 의료산업에 뛰어들고 있다. 기존에 발달되어 있던 민간 부문 의료를 발전시켜 해외 환자를 유치한다는 계획이다.

2004년 필리핀 정부는 Philippine Medical Tourism Program 아래에 민관 파트너십 프로젝트(Public-Private partnership project)를 런칭했다. 의료제도에 부과된 규제를 과감히 완화하여 선진화하고 투자자원을 적극적으로 유치하기 위해 노력 중이다. 필리핀 정부는 외국인 유치를 통해 얻은 수익에 대해서는 4년간 소득세를 면제해 주고 이후 5%의 소득세를 면제한다는 조치를 내놓고 있다. 일본인 대상 암치료센터인 St. Francis Cabrini 등에 이런 감세 혜택을 주고 있으며 외국인 고용도 허락하면서 의료의 국제화를 꾀하고 있다.

2007년 의료관광으로 벌어들인 수익은 600억 달러이며 2010년 1,000억 달러를 달성할 목표이다. 필리핀의 주요 타깃은 미국인인데 2007년 75만 명의 미국인이 21억 달러의 의료비를 지출한 것으로 집계되었다. 차후 2017년경에는 1,500만 명의 미국인을 유치하여 300억~800억 달러의 수익을 창출한다는 야심찬 계획을 가지고 있다.

3) 필리핀 의료관광의 경쟁 요인

비록 필리핀의 의료 분야가 낙후되어 있고 아직까지 의료관광객 유치가 걸음마 단계라 할지라도 민간병원 중심으로 첨단 고가장비를 보유하고 있다. New Medical City 등 JCI인증을 받은 병원들이 속속 등장하고 이들 병원들이 미국 등의 일류 병원들과 제휴를 통해 의료 발전 및 고품질 의료서비스에 기여하고자 노력하고 있다. 특수 클리닉도 상당수 보유하고 있어 전문 특화 치료가 가능하다.

둘째, 세계 유명 병원이나 의과 대학에서 수학한 우수 의료진들이 형성되어 있다. 게다가 필리핀은 영어사용 국가이므로 언어적 측면에서도 경쟁력을 가지고 있다.

셋째, 비용면에서도 경쟁력이 있다. 타 동남아시아 국가들보다 상대적으로 저렴하며 미국인들이 많이 찾고 있는 남미와도 경쟁력이 있다.

넷째, 최근 필리핀 정부가 외국인 투자자들을 설득하고 파트너십을 형성하며 지지기반을 쌓고 있어 앞으로의 발전에 주목할 만하다.

마지막으로 최근 필리핀은 해외에 널리 알려진 휴양지인 세부나 보라카이 등에서 스파 산업을 부흥할 계획을 밝히고 있다. 바탕가스의 The Farm at San Benito나 치스파 등지에서 전통 중국 의학과 히말라얀 치료를 조합한 기(氣)테라피 등을 전파하고 있다.

필리핀은 의료관광 인바운드 국가로 성장하는 동시에 간호사 등의 의료진들을 해외 특히 미국으로 유출하고 있는 국가이기도 한다. 영어 구사력을 바탕으로 선진국으로의 취업이 오랫동안 유지되어 왔다. 미국의 병원들은 영어가 자유로우면서도 저임금인 필리핀 인력을 활용하고 있다.

4) 필리핀의 대표적 의료관광 시행 병원

필리핀의 St. Luke's Taguig 병원은 필리핀 최고의 의료시설로 2009년 개원했으며 600병상을 보유하고 있다. 아시아에서 두 번째로 JCI인증을 받고 안전한 고품질의 의료서비스를 제공하고 있다. 필리핀의 금융 중심지인 Makati Business District와 국제 의료관광객을 타깃으로 삼고 있다. 연간 1,150만 달러의 매출을 목표로 하고 있으며 미국, 괌, 미크로네시아, 일본, 유럽 등 전 세계를 유치대상국으로 설정하고 있다.

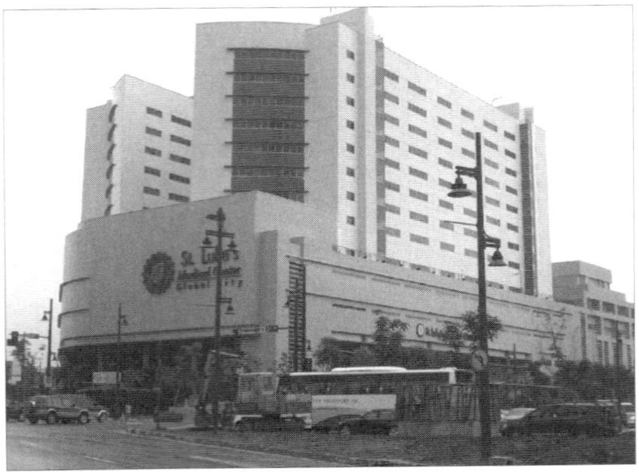

[그림 Ⅶ-29] 세인트 병원

6. 한국

1) 국내 의료관광의 현황

현재 한국에서 의료관광은 정부가 주도하고 있는 사업처럼 보이지만 실제로는 수년 전부터 대도시 중심의 개인병원에서 영리 목적의 해외 환자를 유치하면서 이루어지고 있다. 특히 서울 명동, 강남 소재의 성형외과와 피부과에서 일본인과 중국인 중심의 성형 의료관광 상품을 자체적으로 개발하여 운영하고 있었다. 이처럼 민간에서 자발적으로 이루어지고 있던 사업이 정부의 의료산업 정책에 힘입어 새롭게 도약하고 있다.

2007년부터 한국 정부는 해외 환자를 유치하여 이명박 정부 이후 신성장 동력산업으로 지정되어 사회 인프라산업에서 인재양성에 이르기까지 총체적 발전을 도모하는 국가 사업으로 지정되었다. 동남아시아의 싱가포르, 인도, 태국 등 선점 국가들에 비해 초기 단계로 해외 인지도나 인프라가 부족하고 체계적 홍보나 의료관광 상품 개발이 미흡한 단계이나 다방면에서 빠르게 성장하고 있다.

해외 환자유치 현황을 살펴보면 2005년 760명에서 2007년 1만 6,000여 명, 2008년에는 2만 7,000여 명을 유치하였다. 보건복지부 자료에 따르면 2009년에는 5만 명 유치를 목표로 하였으나 이를 초과한 60,201명으로 집계되었다. 이 중 국내 거주 유치 대상인 미군이 4,576명(7.6%)이 포함된 수치이다. 한국 방문의 해로 지정된 2010년을 의료관광의 원년으로 삼고 7만 명 유치를 목표로 하고 있다.

현재까지 통계에 의하면 국적별로 미국, 일본, 중국, 러시아 순으로 해외 환자가 유치되었다. 연령대로는 20, 30대가 19.5%, 50대가 16.3%였다. 성별로는 남성이 43.4%, 여성이 56.6%를 차지하고 있다. 월평균 외국인 유치 실적은 5,208명으로 개정 전 4,635명에 비해 12.4% 증가하였다.

〈표 Ⅶ-16〉 주요 국가의 현황

국가명	주요 연령대	주요 성별	상위 진료과
미국	40~60세 미만 40.0%	남성 51.0%	검진센터 17%, 내과 16%, 피부 · 성형 9%
일본	30~50세 미만 44.3%	여성 79.4%	검진센터 26%, 피부 · 성형 21%, 내과 13%
중국	20~40세 미만 49.9%	여성 63.8%	피부 · 성형 32%, 내과 14%, 검진센터 5%
러시아	30~50세 미만 46.3%	남성 51.2%	내과 19%, 검진센터 11%, 피부 · 성형 11%
중동	30~50세 미만 42.2%	남성 65.3%	내과 15%, 가정의학과 14%, 정형외과 6%

자료: 보건복지부 보도 자료(연도 4/27).

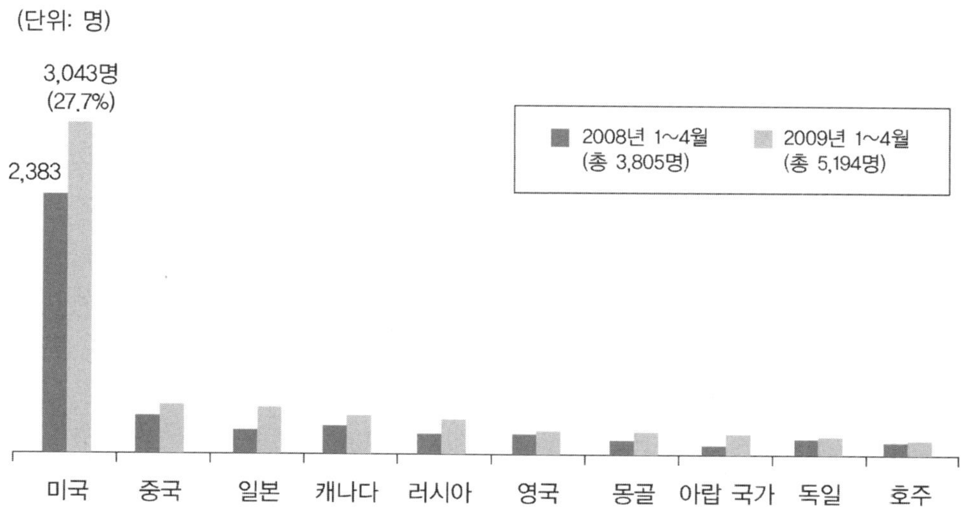

[그림 Ⅶ-30] 주요 국가별 외국인 환자 증가 추이

출처: 보건산업진흥원.

외국인 환자 총수입은 547억 원이며, 외국인 1인 진료비는 평균 94만 원으로 내국인의 1인당 진료비 80만 원보다 높은 것으로 나타났다. 고액 진료비 중 주요 질병으로는 심장 선천기형, 추간판 장애, 협심증 등이었으며 여성 불임증, 급성 상기도 감염, 유방의 악성신생물, 탈모증 등의 비중이 높은 것으로 보도되었다.

〈표 Ⅶ-17〉 국가별 환자수 및 진료비

	입원(명)	외래(명)	총환자수	평균진료비
미국	1,073	12,903	13,976	124만 원
일본	137	12,860	12,997	63만 원
중국	477	4,248	4,725	128만 원
러시아	257	1,501	1,758	216만 원
캐나다	79	905	984	100만 원
몽골	140	710	850	202만 원
중동	27	587	614	110만 원

자료: 보건복지부 보도 자료(4/27).

2) 각 지자체 및 병원별 계획

의료관광이 정부의 주요 정책으로 선점되면서 각 지자체는 그 지역의 의료산업을 부흥하기 위한 정책들을 내놓고 있다.

(1) 경기도

경기도는 2009년 2만여 명의 해외 환자를 유치한 바 있다. 앞으로 3만 명의 해외환자를 유치해 의료산업을 육성할 계획이며 이를 위해 카자흐스탄, L.A. 등 외국에서 의료사업 설명회를 개최하고 해외 환자유치 사무실을 설치하는 등 집중적인 의료관광 마케팅을 추진한다는 것이다. '의료관광허브, 경기도'를 위해 경기도가 도내 6개 의료단과 함께 극동러시아 하바롭스크를 방문하여 '경기도 의료관광사업 설명회'를 개최하였다.

경기도 유치단은 하바롭스크 주정부와 시 방문, 제10병원, 시립종합 임상센터 등을 예방하면서 러시아와 경기도의 의료교류 협력증진 방안도 적극 논의했다(데일리안, 이동렬 넷포터, 2010).

경기개발연구원이 최근 발표한 '경기도 의료관광산업 발전방안에 관한 연구'에 따르면 경기도가 지닌 의료 인프라와 잠재력을 활용, 싱가포르 방식의 '의료중심 의료관광' 산업 육성 전략과 태국의 '관광중심 의료관광' 산업 육성 전략 등으로 구분해 이원화된 활성화 전략을 전개할 것을 제안하고 있다. 특히, 경기도가 가진 서해안의 풍부한 개발 가용지를 활용하고 우리나라 제약산업의 65%, 의료기기산업의 43%가 집중돼 있는 지역적 특징을 반영해 의료관광산업 육성 정책을 수립해야 함을 강조하고 있다(데일리안, 박익희 기자, 2009).

부천시는 의료복합시설과 골프장을 건설하는 복합 의료관광단지 조성을 계획 중이다. 그리고 광주시는 한국 글로벌 헬스케어 협회와 치과 병원, 의료기기, 기공소 등 치과 관련 '덴탈 시티' 조성을 협의 중이다.

(2) 부산

'부산권 의료관광협의회'를 설립하여 통역이 가능한 우수 의료기관 300여 곳을 '외국인 진료 가능 의료기관'으로 지정하여 외국인 환자유치에 열을 올리고 있다. 부산 의료관광협회는 의료관광 활성화 조례를 공표하고 실무 매뉴얼을 배포하는 등 다각적 노력을 기울이고 있다.

2010년 부산을 찾은 외국인 의료관광객이 222만 명을 넘어섰다. 특히 중국인이 46만 명으로 2009년 32만 명보다 44% 증가하였다.

(3) 대구

대구시는 광역 지방단체 중 최초로 의료산업과를 신설하고 의료관광객 유치를 위해 '대구 의료관광협의회'를 설립하고 '메디시티 대구(Medi City Daegu)'로서 이미지를 구축하고 있다. 대구는 의료 특화 상품을 개발 중인데 경북대학교 병원의 모발이식센터를 확대하여 2012년까지 130억 원을 들여 사업을 진행할 예정이다. 대구 가톨릭대와 대구 한의대는 양·한방을 결합해 난치성 질환 치료를 위해 2013년까지 통합의료 센터를 개소할 예정이다.

(4) 의료기관 현황

병원들의 산업 진행 상황을 살펴보면 삼성서울병원, 서울아산병원, 세브란스병원, 우리들병원, 청심국제병원, 양산 제2부산대학 병원 등의 종합병원과 개인성형외과, 피부과, 치과 등이 해외 환자유치에 관심을 가지고 발 빠르게 움직이고 있다.

삼성서울병원의 경우, 몽골, 러시아 현지 부유층을 목표로 수술 및 중증 환자들을 유치하고 있다. 중동 두바이에 삼성 의료소를 두고 중동 환자들에게 홍보하는 노력도 기울이고 있다.

청심국제병원은 의료관광 해외 환자유치에 대한 종합 자료를 가장 잘 보유하고 있는 병원으로 2007년에 2만 4,000명의 환자를 치료하였다. 청심국제병원의 경우 일본 환자가 절대 다수이며 그 다음이 미국, 중국인 순이다.

척추 전문 병원인 우리들병원은 원격상담 및 진료, one-stop 서비스로 외국인에게 다양한 편의를 제공하고 있다. 2007년 751명의 외국 환자들이 방문한 것으로 알려져 있다.

3) 한국 의료관광의 경쟁력

(1) 의료비와 의료 수준

한국의 의료 수준이 해외에 많이 알려져 있지는 않지만 자타 공인 최고의 수준을 자랑하고 있다. 가까운 곳에 의료시설들이 위치해 있어 접근성이 용이하고 신속한 진료를 받을 수 있다. 게다가 다른 국가보다 저렴한 의료비용이 장점이 될 수 있다. 한국의 의료비는 미국의 20~30% 수준이며 싱가포르와는 비슷하나 의료의 질은 전반적으로 상회한다. 한국은 획기적인 암 치료 기술 및 수술에서 우수한 의료서비스를 제공하고 있으며 치과나 성형, 안과 등의 고유 기술을 보유하고 있다.

〈표 Ⅶ-18〉 우리나라의 치료 분야 기술력

경쟁분야	임상 우수 영역	미국대비 기술(%)
치과	임플란트, 악교정술, 3차원 영상 분석	91
신경외과	뇌혈관내 수술, 디스크 수핵 용해술	89
재활의학과	근전도 검사, 연하곤란 치료	89
안과	라식, 라섹, 백내장, 녹내장	89
이비인후과	두경부 종양수술, 만성 중이염 수술, 인공 와우 이식 수술	86
진단방사선	간암 색전술, 폐결핵 진단, 뇌졸중 혈관내 치료	81
성형외과	미세혈관 수술, 지방흡입, 안검성형술, 유방재건술, 수지 접합술, 안면윤곽술	90
피부과	박피술, 피부레이저, 보톡스, 자가 표피 이식술	85~92

자료: 산업연구원(2004) 대한의학회(2004), 의료기술 수준 조사.

그리고 대학과 병원들이 국제 교류와 제휴를 통해 의료기술 향상에도 노력을 기울이면서 국제화를 추구하고 있다.

(2) 관광산업의 성장

한국의 경제력이 높아지고 해외 인지도가 높아지면서 한국을 방문하는 외국인의 수가 점점 늘고 있다. 특히 원화 가치가 하락되면서 관광산업은 때 아닌 호황을 누리고 있다. 이 기본적인 관광 인프라가 의료산업과 연계되어 시너지 효과를 발휘할 것으로 보인다.

4) 한국 의료관광의 약점

한국이 의료관광을 정책적으로 개발하기 시작한 것은 2009년이다. 다른 국가들보다 늦게 시도하였기 때문에 아직까지 한국의 의료관광에 대한 해외 인지도가 낮은 편이다. 체계적 홍보가 부족하고 마케팅에도 적극적인 태도가 요구된다. 게다가 의사들의 소극적 태도로 의료관광 시행이 더디게 진행되는 측면이 있으며 가장 큰 문제로 인식되는 통·번역사 및 코디네이터 부족 현상을 해결해야 한다.

또한 한국은 다인종과 다문화에 대한 이해가 부족하다. 다문화 사회로 가는 있는 현 시점에서도 타문화에 대한 존경심과 배려 교육이 부족한 편이어서 이러한 국제적 마인드를 가지는 것이 시급한 과제이다.

〈표 Ⅶ-19〉 한국 의료서비스와 인프라에 대한 인식

구분	러시아	일본	미국	중국
병원 관계자	거리, 비용, 의료장비 우수	몇몇 종합 병원의 수준 고평가	의료 수준 고평가 - 유럽, 미국, 싱가포르와 동등한 것으로 인식	- 성형부문 우수 - 고의료 비용
여행사 및 의료전문 에이전시	- 서비스와 정부 지원에 대해 긍정적 - 고비용	한국 의료 수준에 대한 인지도 부족	인지도는 있으나 홍보 부족	선진 의료기술 보유국으로 인식
내용	- 의료서비스 전반에 긍정적 - 사후 관리에 대한 평가도 우수 - 의사 소통 불편	서비스 이용 부족으로 신뢰도는 낮음	- 거리상의 접근성이 떨어짐 - 의사소통 불편	의료기관의 자료와 고객 접근 관리 부족

자료: 한국 의료관광의 미래.

5) 한국의 의료관광 시행 1년의 평가

의료관광을 시행하고 1년이 지난 후 보건복지부 및 상공회의소의 평가 보고서는 많은 부분에서 의료관광 결과가 미흡하다는 것을 보여 준다.

대한상공회의소(회장 손경식)가 최근 외국인환자유치등록을 한 국내병원(종합병원, 병원, 의원) 460여 개를 대상으로 실시한 '의료관광 시행 1년, 성과와 과제' 조사 결과에 따르면, '현재까지 의료관광사업의 성과'에 대해 응답병원의 93.9%가 '아직 기대만큼 성과가 나지 않았다'고 답변했으며 '기대한 만큼 성과가 있었다'는 5.7%, '기대 이상의 성과가 있었다'는 답변은 겨우 0.4%였다.

작년에 비해 외국인 환자가 늘었다는 응답도 많지 않았다. 작년보다 '늘었다'고 답한 병원은 18.6%에 그쳤고, '작년과 비슷한 수준'이란 응답이 67.5%으로 나타났다.

의료관광을 시행하는 데 걸림돌로 여겨지는 부분은 마케팅, 서비스, 관광 등이 지목됐다. '환자유치, 마케팅 방법 부재'(27.5%)가 가장 어려운 문제로 꼽혔으며, '진료계약서, 의료보험 등 복잡한 외국인 환자유치절차'(18.3%), '언어, 언어대응'(13.4%), '시설, 인력 투자자금 부족'(12.0%), '의료분쟁 발생 시 문제'(11.2%) 등이 해결해야 할 과제로 답변되었다.

우리나라가 의료관광 선진국으로 발돋움하기 위해 필요한 정책과제로는 '보험, 분쟁예방 등 법제도 정비'(33.0%)라는 답변이 가장 많았고, '대외홍보, 마케팅 활동 지원'(28.0%), '의료관광 전문인력 양성 확대'(15.8%), '글로벌 경쟁력을 갖춘 병원 육성'(13.7%) 등의 순이었다(International Business Times 김미영 기자, 2010).

의료관광을 목적으로 한국을 방문한 환자의 만족도는 2009년 7월부터 12월까지 국내 21개 의료기관에서 의료서비스를 체험한 해외 환자 544명을 대상으로 조사된 바 있다. 일본인 375명, 러시아 64명, 미국 36명, 중국 22명, 캐나다 9명, 이집트, 영국, 카자흐스탄이 3~5명으로 구성된 조사였다. 이들의 방문 동기는 건강검진, 한방과 진료, 피부과 진료 순으로 나타났으며 동반 유형은 가족 동반이 37.7%, 본인 단독 31.9%, 친구 및 직장 동료 28.2%로 나타났다. 향후 접하고자 하는 의료서비스로는 스킨, 두피, 바디케어가 16.8%로 가장 많았고 건강검진이 14.1%, 피부과 진료가 13.1%로 나타났다.

전체 평가상으로 보면, 평점 5점 만점에 4.20점으로 대체로 만족도가 높았다. 이 중, 의료기관 직원의 친절도가 4.45점으로 높았으며 의료시설 수준 부문은 4.33점으로 이 또한 상위 수준이었다. 보험 혜택 3.71점, 의료관광 비용 3.77점 등 전반적으로 좋은 평가를 거두었다(노컷 뉴스). 이와 같은 높은 만족도는 재방문에도 영향을 미치는데 재방문 문의를 묻는 데 82.9%가 긍정적인 답변을 하였다. 그중 건강검진 이용자의 재방문 의향이 97.1%로 가장 높았다.

6) 한국 의료관광의 정책 방향

의료관광 사업을 추진하는 데 정부가 우선 해결해야 할 정책은 비자와 관련된 입국 절차 간소화이다. 환자의 경우, 간단한 치료를 목표로 왔다가 우연치 않게 다른 질환으로 장기 체류를 해야 하는 경우도 발생하는데 이럴 경우, 비자 연장이나 재발급 등이 쉽게 해결되도록 조치를 해야 한다. 동남아시아 국가들이 시행하는 의료비자 정책을 검토하고 방안을 준비해야 한다.

2009년 5월 1일 발효된 의료법 개정에 따라 외국인 환자유치를 위해서는 홍보가 허용되었다. 각 의료기관과 지자체는 각각의 특화 상품을 개발하여 환자유치 홍보를 준비해야 한다.

그리고 병원이 좀 더 국제화되기 위해서는 타 문화에 대한 이해가 우선 고려되어야 한다. 유치 대상 의료관광국의 문화와 그들의 특성에 맞는 서비스를 제공하려는 노력이 있어야 한다. 각 국가의 종교적 관습과 음식에 대한 이해를 갖추어야 한다.

한국 의료기관이 우선적으로 구축해야 하는 인프라는 언어 지원 프로그램이다. 각 의료기관은 다양한 언어로 지원되는 홈페이지는 물론 상주하는 통·번역사를 유치하여 환자가 의사소통에 불편함이 없도록 해야 한다. 의료관광 시행 1년 후의 평가에서 드러났듯이 한국 의료기관의 의료 수준은 세계 최고라고 할 수 있으며 직원들의 친절 서비스 또한 우수하다는 것을 알 수 있다. 그러나 외국 환자들이 가장 개선하기를 바랐던 점이 언어가 능숙한 의료진이었다. 의료진 스스로도 기초 커뮤니케이션이 가능하도록 계발되어야 하며 최상의 서비스를 제공하기 위해 의료통역이 가능한 인재들을 길러내고 배치하는 것이 무엇보다 중요하다고 할 수 있다.

2009년 의료법 개정을 통해 한국 의료에 새로운 바람이 불고 있다. 좀 더 진취적이고 철저한 서비스로 환자들에게 다가가는 의료 이미지가 부각되며 의료관광은 국가 경쟁력의 원동력이 되었다.

한국은 그 어느 나라보다도 우수한 의료 전문 인력 및 기술을 보유하고 있어 최고의 의료서비스를 제공할 수 있으며 다양한 콘텐츠를 개발하여 해외 환자를 유치할 잠재력을 가지고 있다. 한국은 모든 분야에서 획기적이고 신속한 발전을 이루는 국가이므로 여러 악재들을 극복하고 의료관광의 허브로서 자리매김할 것이다.

VIII. 결론

2008년 우리나라에 미국 다큐멘터리 〈식코〉가 상영되었을 때 많은 사람들은 미국의 의료보험제도의 문제점에 적잖이 놀랐다. 오랫동안 세계 패권을 장악하고 있는 미국이 정작 자국민들의 건강 기본권을 보장하지 않는다는 점에 경악을 금치 못한 것이다. 마이클 무어의 이 까칠한 사회 고발 영화가 한국에서 흥행의 성공을 거둔 것은 당시 의료민영화에 대한 움직임들이 일던 시기와 맞아떨어졌기 때문이다. 영리병원을 허용하고 의료 부문의 민영화를 통해 경쟁력을 키워야 한다는 정부의 정책에 사회단체들의 논쟁이 뜨거웠다. 의료기관과 의료 관련 산업들은 민영화의 흐름을 찬성하고 시민단체 등은 〈식코〉에서 묘사하는 미국의 모습이 우리의 것이 될 것이라는 우려를 표방했다.

우리가 이렇게 의료계의 변화에 대해 논쟁하고 있는 사이, 전 세계 의료계는 소위 산업적 선진화를 주창하며 빠르게 발전하고 있었다. 공공의료제도를 유지하든 민간의료제도를 운영하든 일부에서는 의료민영화를 통해 의료를 산업화하고 있다. 의료서비스의 주체가 의료계에서 환자라는 소비자 측으로 이동하면서 나타나게 된 흐름이라고 볼 수 있다. 따라서 의료기관들은 이제 앉아서 환자를 기다리는 대신 직접 환자들에게 다가가는 마케팅을 벌이고 있다. 미국 같은 국가에서 대거 환자들이 유출될 것이라는 예측과 기대가 이러한 현상을 촉발시켰다고 볼 수 있다. 이러한 세계 동향이 바로 의료관광이다. 의료관광 사업으로 많은 국가들은 영리 법인을 허용하고 민간보험체제를 도입하여 국가의 건강보험과 경쟁하도록 유도한다. 자본 시장으로부터 의료기관의 자본을 조달하고 주식 시장에 상장하도록 하여 이윤 추구를 허용하고 있다. 게다가 국제적 수준의 의료진과 의료설비 등의 구축으로 의학적 발전도 함께 도모하고자 노력하고 있다.

동남아시아, 남미, 유럽, 중동 할 것 없이 의료관광을 전략 사업으로 진척시키고 있는 사이 2009년 한국 정부는 의료관광 사업 시행을 구체화하기 시작했다. 의료관광을 국가의 정책 사업으로 규정하고 의료관광 사업을 육성할 의료기관과 대학들을 선정하여 해외 환자 유치와 이를 위한 인재양성에 힘쓰고 있다. 정부 조직들이 합세하여 한국의 의료기술과 수준을 홍보하고 환자유치에 박차를 가하고 있다. 이제 의료관광이라는 용어는 한국에서 더 이상 낯선 단어가 아니다. 비록 한국이 의료관광산업에서 후발주자이기는 하지만 여러 가지 강점을 가지고 동남아시아의 여러 국가들과 경쟁대열에 서 있다.

한국 정부가 의료관광을 시행한 지 1년여의 시간이 흘렀다. 아직도 의료관광 시행 자체에 대해 회의적인 태도들이 존재하고 의료관광 사업을 필두로 해서 의료민영화가 급물살을 타고 국민의 건강 기본권을 침해할 우려가 있다는 목소리들도 높다. 그러나 세계적 개방의 흐름 속에서 의료계의 개방과 교류는 피할 수 없는 시점에 와 있는 듯하다. 그렇다면 세계 각국은 자국의 의료를 보호하면서 세계와 경쟁하는 의료 무역시대를 잘 운용해야 한다.

한국을 비롯해 의료관광 시행국가들은 자국민의 건강 기본권을 철저히 유지하면서 의료관광산업을 육성해야 한다. 모든 국민들이 질병에서 안전을 보장받을 수 있는 의료 공공성을 강화하고 의료관광의 비전을 세우는 것이 의료 양극화 현상을 미연에 방지할 수 있고 더불어 의료관광이 자칫 돈벌이 수단으로 전락할 수 있는 점을 예방할 수 있기 때문이다. 의료는 인간의 기본권으로서 돈벌이 수단이 아니라 건강이 목적이어야 하며 "죽어도 아프지 마라. 아프면 죽는다"는 〈식코〉의 처절한 의료 상황은 없어야 한다.

◆ 부록 - 동남아시아 의료관광 의료기관 안내

I. 인도(뭄바이, 방갈로르, 델리 & 첸나이)

저렴한 비용의 의료서비스를 제공하는 인도는 세계적인 의료관광 선도 국가로서 자리매김할 것을 약속했다. *Medical Tourism* 매거진에 실린 기사에 따르면 약 15만 명의 서양인들이 질 높고 저렴한 의료서비스를 누리기 위해 매년 인도를 방문한다고 한다. 최근에는 선진기술을 보유한 많은 일류 최고의 사립병원들이 세워져 해외 환자들의 관심을 끌고 있다.

인도 의사들은 최상의 교육과 훈련을 받은 세계적으로도 유명한 의료진들이다. 거의 6만 명의 의료진들이 미국, 영국, 캐나다와 호주에서 활동하고 있다. 그런데 현재 의료관광객 유입의 증가로 이러한 해외에서 훈련을 받은 의료진들이 고국으로 돌아오고 있는 추세이다. 세계 최상의 의료진, 최첨단 기술을 보유한 병원과 최저비용을 자랑하는 인도는 최고의 의료관광지로 부상하였다. 하지만 부정적인 측면에서 볼 때, 인도의 일부 현대 의료시설들이 수많은 빈민들이 모여 사는 빈민촌 근처에 분포되어 있어 불안감을 줄 수 있다. 심각한 교통 체증과 대도시의 혼잡함도 예상해야 할 것이다. 인도의 수술비용은 미국의 10분의 1 정도이지만 호텔 가격은 다른 의료관광지보다 높은 편이다.

1. 여행정보

가. 언어: 힌디어(공식 언어), 약 20개의 다른 언어 구사, 영국의 이전 식민지로 영어가 많이 쓰임
나. 인종: 다양한 문화와 인종이 진정 어우러짐
다. 민족특성: 따뜻하고 친근하며 호의적임
라. 국가정보: 제3세계 국가
마. 화폐단위: 루피(Rupee)
바. 표준시간대: 그리니치 표준시(국제 표준시) +5; 한국보다 4시간 느림
사. 국가번호: 91
아. 사용전압: 230V에서 240V, 50Hz
자. 해발고도에 따른 위험: 북쪽은 산악지대

차. 기후: 기후는 지리적 위치에 따라 다르다. 서부에는 주로 사막, 북부에는 빙하가 많으며 섬 지역은 열대 기후이다. 날씨 정보를 위해 병원이 어느 지역에 위치해 있는지 확인하도록 한다.

카. 통신: 일반적으로 모든 주요 최상급 호텔과 인터넷 카페에서 팩스, 인터넷과 이메일 서비스를 이용할 수 있다.

타. 비자: 여행객들은 반드시 의료비자(Medical Visa)를 소지해야 하며 발급일로부터 1년까지 유효하다. 위 비자와 관련하여 동반가족 2명까지 MX비자를 발급받을 수 있다.

파. 예방접종: 해당사항 없음

하. 공공보건 관련 주의사항: 뭄바이와 델리 같은 도시들도 말라리아 위험 지역이므로 항말라리아제 투여를 권장한다.

2. 문화적 요소 관련 유의사항

- 공공장소에서 여성들은 다리와 어깨를 가리는 옷을 입도록 한다.
- 공공장소에서 키스나 깊은 친밀감을 나타내는 행위를 하지 않는다.
- 공공장소에서 목소리를 높이지 않는다.
- 여성들이 먼저 악수를 청해야 한다.

3. 병원 정보

많은 최고 일류 병원들이 JCI(Joint Commission International)인증을 취득했으며 의료관광객을 대상으로 하는 대다수의 사립병원들도 JCI 신청을 마친 상태이다. 인도는 특히 심장치료, 관절 치환술, 고관절 표면 치환술로 유명한 반면 성형수술 분야는 그리 잘 알려지지 않고 있다. 인도 문화의 주요 신념 중 하나인 "Athithi devo bhava"를 번역하면 "손님이 왕이다"라는 생각이다. 각 병원마다 이러한 신념을 바탕으로 최상의 고객 서비스를 제공한다.

워크하르트병원(Wockhardt Hospitals) – 뭄바이, 방갈로르 소재
▸ 주소: Wockhardt Hospitals, Mumbai Mulund Goregaon Link Road Mumbai, India 400078 ▸ 전화번호: 001-91-22-6799-4444

워크하르트 최고 전문 병원(Wockhardt Super Specialty Hospitals)

- 주소: 154/9 Bannerghatta Road Opp. IIM-B Bangalore, India 560076
- 전화번호: 001-91-80-6621-4444

워크하르트 병원 심장 연구소(Wockhardt Hospital and Heart Institute) - 방갈로르 소재

- 주소: 14, Cunningham Road, Bangalore, India 560052
- 전화번호: 001-91-80-2226-1037
  www.wockhardthospitals.net/
- 승인/인증: JCI, ISO 9002; 인도 최초로 ISO 9002 인증
- 전문 분야: 뭄바이 소재 병원은 심장학, 신경학, 정형외과(고관절 표면 치환술 & 관절 치환술), 안과, 비만치료수술, 최소침습수술 분야에 전력을 쏟고 있다. 심장센터는 뭄바이, 방갈로르와 그 밖의 도시에 위치하고 있다.

워크하르트 병원은 하버드 의과대학(Havard Medical School)의 국제 의료사업을 담당하는 부속기관인 하버드 메디컬 인터내셔널(Harvard Medical International)과 인도에서 유일하게 제휴를 맺은 것으로 알려져 있다. 워크하르트 그룹은 인도 전역 7개의 도시에 12개의 병원과 여러 가지 새로운 시설들을 운영하고 있다. 워크하르트 병원의 많은 의료진들이 해외에서 트레이닝을 받았으며 의사와 간호사들 모두 영어를 구사한다. 방갈로르의 워크하르트 병원 심장 연구소(Wockhardt Hospital and Heart Institute)는 여러 가지 인명 구조와 혁신적인 심장수술 기술의 개척자 역할을 해오고 있다. 뭄바이 소재 워크하르트 병원은 인도에서 전통 관절 치환술뿐만 아니라 고관절 표면치환술을 시행하는 몇 안 되는 병원들 중 하나이다. 개인 병실은 컴퓨터, 인터넷, 여행 동반객들을 위한 침대 전용 소파를 갖추고 있다. 해외 환자 서비스 부서가 의료관광객들을 담당한다.

아폴로병원(Apollo Hospitals) - 방갈로르, 첸나이, 델리 소재

- 주소: Apollo Hospitals Chennai No. 21, Greams Lane Off. Greams Road
  Chennai, India 600006
  www.apollohospitals.com/Chennai.asp?PgeuId=1066
- 전화번호: 001-91-44-2829-0200
- 승인/인증: JCI, ISO 9002
- 전문 분야: 관절치환술, 고관절 표면치환술, 혈관 형성(확장)술, 장기 이식수술, 정위적 방사선 치료 및 방사선 수술

I.I.M.
▸ 주소: Bannerghatta Road Bangalore, India 500069 www.apollohospitals.com/Bangalore.asp ▸ 전화번호: 001-91-80-4030-4050 ▸ 승인/인증: 해당 정보 없음 ▸ 전문 분야: 심장학, 신경학, 신경외과수술, 정형외과, 부인과, 소아과, 성형수술을 포함한 13개 전문분야

세계에서 3번째이자, 인도에서 가장 큰 아폴로병원 그룹(Apollo Hospitals Group)은 8,000개 이상의 병상을 포함하는 40개 이상의 병원을 운영하고 있으며 해외 환자 관리부서(International Patients Division)를 통해 의료관광객들에게 다양한 서비스를 제공한다. 아폴로 그룹의 최초 병원은 1983년 첸나이에 세워졌으며 2만 7,000건 이상의 심장수술 중 99.6%에 달하는 놀라운 수술 성공률을 자랑한다. 아폴로 그룹의 가장 큰 병원인 인드라프라스타 아폴로병원(Indraprastha Apollo Hospital)은 델리에 위치해 있다. 이곳의 560개 병상시설이 매년 약 1만 2,000명의 해외 환자를 수용한다. 아폴로 그룹 소속 최고의 최신 선진 기술을 보유한 시설이 방갈로르에 위치해 있다. 이 시설은 최고의 최첨단 의료기술을 자랑하며 대부분의 의료진들이 해외 유명 의료기관에서 훈련을 받았다.

II. 말레이시아(쿠알라룸푸르, 페낭)

말레이시아는 의료관광객들에게 최상의 선택이며, 의료관광산업의 숨은 보석으로 각광받고 있다. 말레이시아 정부는 말레이시아를 전 세계 의료관광 미래 중심지로 만들 것을 국가목표로 정하였다. 이를 위해 병원과 의료진들이 최선을 다해 해외 환자 관리에 힘쓰고 있다.

말레이시아를 방문하는 의료관광객들은 말레이시아인들의 다정함과 친절함에 극찬을 아끼지 않으며 문제가 전혀 없는 최고의 관광지라는 사실을 인정한다. 신속한 대중교통을 통해 쉽고 편리하게 말레이시아를 여행할 수 있다. 또한 여러 인종과 문화와 관습이 어우러진 데서 비롯한 말레이시아만의 독특한 문화도 경험할 수 있다.

말레이시아의 주요 도시에서는 서양식 산업 발전으로 인해 보다 친근함을 느낄 수 있다. 현대적이고 세련된 도시 구조와 달리 조용한 해변과 국립공원은 치료 회복을 위한 최적의 환경을 제공한다. 말레이시아를 방문한 많은 고객들이 말레이시아의 매력에 흠뻑 빠져 그곳에 제2의 거처 마련을 고려하고 있다.

1. 여행정보

가. 언어: 말레이어(공식 언어), 영국 이전 식민지로 영어가 널리 사용됨
나. 인종: 대다수가 말레이인, 그 외 중국인, 인도인
다. 민족특성: 매우 따뜻하고 친절함
라. 국가정보: 제1세계 국가
마. 화폐단위: 링깃(Ringitt)
바. 표준시간대: 국제표준시 GMT+8(한국보다 1시간 느림)
사. 국가번호: 60
아. 사용전압: 220V에서 240V, 50Hz
자. 해발높이에 따른 위험: 해당사항 없음
차. 기후: 열대기후. 대체로 1년 내내 덥고 습함. 11월부터 1월까지가 우기에 해당됨
카. 통신: 일반적으로 모든 주요 호텔과 주요 여행지 내에 있는 인터넷카페에서 팩스, 인터넷 및 이메일 서비스 이용이 가능하다.
타. 비자: 해당사항 없음
파. 예방접종: 해당사항 없음
하. 공공보건 관련 주의사항: 쿠알라룸푸르와 페낭은 말라리아의 위험이 매우 적지만 연중 내내 모기가 있어 주의해야 한다. 병에 들거나 끓인 물만 먹도록 한다. 수돗물, 샘물 또는 얼음물을 마시지 않으며 길거리에서 파는 음식을 피하도록 한다.

2. 문화적 요소 관련 유의 사항

- 사람들과 인사할 때는 미소를 짓는다.
- 예배당에 들어갈 때에는 옷을 단정하게 입는다. 여성들은 긴소매에 헐렁한 바지를 입어야 한다.
- 어른의 머리를 만져선 안 된다.
- 발끝으로 누군가를 가리켜선 안 된다.
- 먼저 악수를 정하기 전까진 여성과 악수하지 않는다.
- 검지를 사용하여 가리키지 않는다. 대신에 엄지를 뺀 나머지 네 손가락을 손바닥을 향해

접은 채 엄지손가락으로만 가리킨다.

3. 병원 정보

말레이시아 사립병원협회(The Association of Private Hospitals of Malaysia)는 총 35개 병원을 운영하고 있다. 비록 말레이시아의 많은 사립병원들이 해외 환자들에게 개방되고 있지만 그중 추천할 만한 일부 병원들만 소개하도록 하겠다. 이 병원들은 JCI인증 취득 막바지 단계에 있는 병원들이거나, 미국인이 운영하거나 또는 미국의 큰 회사들에 의해 스폰을 받고 있는 병원들이다. 모든 유형의 성형수술, 선택 및 필수 치료 또는 치과 치료를 받을 수 있다.

글렌이글스 인탄 메디컬 센터(Gleneagles Intan Medical Centre) – 쿠알라룸푸르 소재

- 주소: 282 & 286, Jalan Ampang Kuala Lumpur, Malaysia 50450
  www.gimc.com.my
- 전화번호: 001-60-3-4257-2775
- 승인/인증: ISO 9002, 말레이시아 건강관리협회(Malaysian Society for Quality in Health) 승인, JCI 인증 취득 진행 중
- 전문분야: 심장 연구, 줄기세포치료, 임신 및 인공 수정, 피부학, 종양학, 여성 건강, 건강검진 분야

파크웨이그룹 헬스케어(Parkway Group Healthcare)의 부속 병원인 330개의 병상을 지닌 이 사립병원은 1996년 이후로 운영되어 오고 있다. 말레이시아가 1957년까지 영국 식민지였기 때문에 많은 외과의들과 전문의들이 영국에서 훈련 및 교육을 받았다. 이 병원은 해외 환자 관리에 힘쓰고 있으며 통역 서비스, 숙박 예약, 항공편 예약, 치료 후 관광 일정 등을 포함한 다양한 영역의 지원을 아끼지 않고 있다.

글렌이글스 메디컬 센터(Gleneagles Medical Centre) – 페낭 소재

- 주소: 1, Jalan Pangkor Penang, Malaysia 10050
  www.glenegles-penang.com/index.htm
- 전화번호: 001-60-4220-2103
- 승인/인증: 말레이시아 건강관리협회(Malaysian Society for Quality in Health) 승인
- 전문분야: 심장학, 부인과, 정형외과, 척추수술, 일반외과수술, 신경수술, 안과, 종양학, 소아과 등 30개 이상의 전문 분야

1973년에 설립된 페낭 글렌이글스 메디컬 센터(Gleneagles Medical Centre Penang)는 페낭섬의 최초 사립병원이다. 흔히 "동양의 진주"라고 불리는 페낭은 다양한 전문 서비스와 시설을 지니고 있다. 파크웨이그룹 헬스케어의 부속기관인 이 병원은 4년간의 리모델링 사업을 2000년도에 마무리 지었다. 2009년 또 다른 확장 공사를 계획 중이다. 현재 이 병원은 말레이시아의 최고 최첨단 기술을 갖춘 병원들 중 하나로 손꼽힌다. Executive Health Screening Program이라는 종합 건강검진 프로그램을 이용할 수 있다.

페낭 예수 재림 병원(Penang Adventist Hospital)
▸ 주소: 465, Burma Road Pulau Penang, Malaysia 10350 www.pah.com.my ▸ 전화번호: 001-60-4222-7200 ▸ 승인/인증: 말레이시아 건강관리협회(Malaysian Society for Quality in Health), 어드벤티스트 헬스서비스 아시아(Adventist Health Services Asia), JCI인증 취득 진행 중 ▸ 전문분야: 심장학, 치과, 부인과, 안과, 정형외과, 소아과, 스포츠 의학, 성형수술 등 20개 이상의 전문 분야

페낭 예수 재림 병원은 어드벤티스트 헬스 네트워크(Adventist Health Network)가 운영하는 500개 이상의 국제 병원 및 의료기관들 중 하나이다. 페낭 예수 재림 병원은 관상동맥우회로술, 심근레이저치료(TMR), 미세혈관수술, 개심술을 포함하여 선진기술로 수많은 심장수술을 시행한 말레이시아 북부의 최초 사립병원으로 명성을 얻었다. 의료관광을 통해 이 병원의 웰니스센터(Wellness Centre)에서 건강검진을 받아 보는 것도 좋다.

III. 필리핀(마닐라)

필리핀은 수천 개의 섬으로 이루어진 군도이다. 1898년에서 1935년 동안 미국의 식민지였던 필리핀은 미국 문화의 영향을 크게 받았다. 필리핀의 공식 언어인 영어는 미국식이며 미국 영어식 속어와 관용어가 많이 사용된다. 필리핀의 의료 시스템 역시 미국의 영향을 받았다. 많은 필리핀 의사들이 미국에서 교육 및 훈련을 받았거나 미국에서의 의료 활동 경력을 가지고 있다. "이러한 점이 필리핀이 미국인들의 의료관광지로서 더 각광을 받게 만든다"라고 1963년 미국에서 의학 과정을 지낸 Dr. Constantino Amores 씨가 말했다. 아모레스 박사는 웨스턴 버지니아에 있는 Charleston Area Medical Center에서 신경학, 정형외과 및 외상치료 임상 과장을 맡고 있으며 필리핀 Mactan Community Hospital의 공동 설립자이다. 필리핀은 이미 매년 약 15만 명의 해외 환자를 치료하고 있으며 이들 대부분이 치료를 위해 고국을 찾은 해외 거주자들이다. 그러나 아모레스 박사는 필리핀이 최고의 의료관광지라는 입소문이 퍼지면서 필리핀계 미국인이 아닌 환자들의 방문이 늘어날 것이라고 예상한다. 또한 일부 산업 전문가들은 앞으로 5년 이내에 필리핀이 최고 의료관광 국가 10위 내에 들 것이라고 예상했다.

현재로서는 가장 많은 의료관광객들이 찾는 병원들이 필리핀의 수도인 마닐라에 위치해 있다. 이러한 활기찬 대도시는 역사적 건물과 현대 건물들로 가득 차 있다. 이 수도권 마닐라 지역에는 1,000만 명 이상의 사람들이 살고 있기 때문에, 특히 몸 상태가 좋지 않을 경우 시끌벅적한 분위기가 해를 입힐 수도 있다. 하지만 만약 컨디션이 좋다면 "잠들지 않는 도시"로 불리는 마닐라의 최고급 레스토랑과 멋진 밤 문화를 즐기는 것도 좋을 것이다.

필리핀에서 또 하나 주목받는 의료관광 지역은 필리핀에서 두 번째로 큰, 세부에서 짧은 거리 내에 있는 평화로운 섬인 '맥탄'이라는 곳이다. 이 열대 섬에는 여러 개의 5성급 리조트와 국제공항, 그리고 한 개 병원이 있다.

1. 여행정보

가. 언어: 타갈로그와 영어가 공식 언어임
나. 인종: 타갈로그족, 중국계, 스페인계, 그 외 다수
다. 민족특성: 배려심 많고 정이 많음
라. 국가정보: 제1세계 국가
마. 화폐단위: 페소(peso)
바. 표준시간대: 국제표준시 +8(한국보다 1시간 느림)
사. 사용전압: 220V, 60Hz
아. 해발높이에 따른 위험: 해당사항 없음
자. 기후: 시기에 상관없이 덥고 습함
차. 통신: 일반적으로 모든 주요 호텔과 인터넷 카페에서 팩스, 인터넷, 이메일 서비스 이용 가능
카. 비자: 21일 이상 체류 시 비자를 발급받아야 함
타. 예방접종: 해당사항 없음

파. 공공보건관련 주의사항: 해당사항 없음

2. 문화적 요소 관련 유의사항

- 너무 과하게 행동하거나 크게 이야기하지 않으며 수수한 옷차림을 하도록 한다.
- 쇼핑할 때에는 가격을 흥정할 수 있다.
- 종교나 정치에 관해서 논쟁하지 않는다.
- 화를 내지 않는다.
- 크게 이야기하지 않는다.

3. 병원 정보

마닐라에는 북미 의료관광객들에게 최적인 JCI승인을 받은 두 개의 병원이 있다. 이 병원의 많은 의료진들이 영어를 구사하며 미국에서 의료 훈련을 받았다.

세인트 루크 메디컬 센터(St.Luke's Medical Center)
▸ 주소: 279 E. Rodriguez Sr. Boulevard Quezon City, 1102 Philippines www.stluke.com.ph/ ▸ 전화번호: 001-63-2-723-0101 ▸ 승인/인증: JCI ▸ 전문분야: 암, 심장 치료, 정형외과, 안과, 신경수술, 간 이식 분야

1903년 이후로 운영되고 있는 650개 병상을 갖춘 이 병원은 최첨단 의료시설과 기술을 자랑한다. 실제로 미국의 95% 병원들보다도 더 좋은 시설을 갖추고 있다고 한다. 이 병원은 뉴욕 장로교 병원(New York Presbyterian Hospital), 메모리얼 슬로안 케터링 암센터(Memorial Sloan-Kettering Cancer Center), 컬럼비아 의학대학원(Columbia University College of Physicians and Surgeons), 코넬 의학대학원(Weill Cornell Medical College of Crnell University)을 포함한 많은 미국의 명성 있는 의료기관들과 결연을 맺고 있다. 해외환자진료센터에서는 여행 일정 및 예약 업무를 담당하기도 한다.

메디컬 시티(The Medical City)
▸ 주소: Ortigas Avenue Pasig City, Metro Manila Philippines www.themedicalcity.com/ ▸ 전화번호: 001-63-2-635-6789 ▸ 승인/인증: JCI ▸ 전문분야: 심혈관수술, 신경외과수술, 정형외과, 암 치료, 줄기세포치료, 성형수술 및 최소 침습수술

1,000명의 의사들 중 상당수가 미국에서 훈련을 받았고 첨단의료장비를 사용하여 환자들을 치료하고 있다. 의사, 간호사, 물리치료사들이 회복 기간 동안 근처 호텔과 리조트에서 머물고 있는 환자들을 직접 방문하기도 한다.

IV. 싱가포르

싱가포르는 오랫동안 해외 환자들의 인기 관광지였다. 2006년 인도네시아, 러시아, 인도, 태국, 호주, 독일, 중국, 필리핀과 미국을 비롯한 여러 나라에서 55만 명 이상의 해외 환자들이 의료서비스를 받기 위해 싱가포르를 찾았다. 2012년 즈음에는 국가가 적어도 의료관광객 수를 100만 명까지 늘리겠다는 포부를 내비쳤다.

여러 기관들로 이루어진 싱가포르 메디슨(Singapore Medicine)은 위의 목표를 달성하고 의료관광의 국제 중심지로서 국가 브랜드를 높이기 위해 지금까지 운영되어 왔다. 싱가포르는 또한, 수혜자들에게 의료관광을 하나의 선택사항으로 누릴 수 있도록 프로그램을 제공하는 미국 소재 보험회사들과 자영 업주들에게 주요 타깃이 될 것으로 예상된다.

싱가포르가 미국인 의료관광객들에게 왜 인기가 있는지를 파악하는 것은 그리 어려운 일이 아니다. 현대 고층 건물들이 즐비한 데다 영어를 가장 많이 사용하는 싱가포르는 마치 미국의 도시를 연상케 하며 오히려 미국보다도 더 아름답고 깨끗하고 안전한 것처럼 보인다. 싱가포르는 아시아에서 가장 부유한 나라 중 하나이기 때문에 인도나 멕시코, 남아메리카에서 보던 빈곤의 모습을 어디에서도 찾아볼 수 없다. 미국과 창이 국제공항(Changi International Airport)을 잇는 여러 개의 직항 항공편과 교통을 원활하게 하는 최고의 대중교통 시스템이 싱가포르만의 또 다른 장점이다.

이 도시 국가의 최고의 자랑거리는 바로 일등급 건강관리 시스템이다. 세계보건기구(World Health Organization)가 2000년도에 보고한 바에 따르면 이 시스템은 아시아에서 1

위, 세계에서 6위에 랭크되어 있다. 세계 최상급의 이 치료 시스템은 미국과 비교했을 때 상당한 비용을 절감할 수 있다. 그러나 다른 많은 나라들과 비교한다면 비용 절감이 그리 크지 않다는 사실을 명시해야 한다. 개인에게, 특히 의료관광을 하나의 선택사항으로 고객에게 제공하고자 하는 보험회사들에게는 싱가포르의 정교한 사회기반시설, JCI인증을 받은 병원들, 해외에서 훈련을 받은 의료진, 안정된 정치체제, 낮은 범죄율, 효율성과 원활한 의사소통 등의 요소들을 고려했을 때 오히려 비용 면에서 훨씬 효율적인 결과를 가져다줄 것이다.

싱가포르는 광범위한 영역에서 다양한 전문 치료들을 시행하고 있지만 무엇보다도 암 치료, 줄기세포이식과 간 이식 분야에서 최고 기술을 자랑한다. 그리하여 많은 미국 의료관광객들이 심장 치료와 고관절 또는 무릎관절 교체수술과 같은 정형외과수술을 받기 위해 싱가포르를 찾는다.

1. 여행정보

가. 언어: 영어가 가장 많이 쓰임. 말레이어, 만다린어(표준 중국어), 타밀어(공식언어)

나. 인종: 중국인, 말레이인, 인도인, 유라시아인의 후계

다. 민족특성: 배려심이 깊고 굉장히 능률적임

라. 국가정보: 제1세계 국가

마. 화폐단위: 싱가포르달러(STD)

바. 표준시간대: 국제 표준시 +8(한국보다 1시간 느림)

사. 국가번호: 65

아. 사용전압: 220V에서 240V, 50Hz(대부분 호텔들은 110V에서 120V, 60Hz전력 가전제품 사용을 위해 변압기를 제공함)

자. 해발고도에 따른 위험: 해당사항 없음

차. 기후: 평균 기온이 화씨 75도에서 88도에 달하는 열대 기후를 자랑함

카. 통신: 보통 모든 호텔과 인터넷카페에서 팩스, 인터넷과 이메일 서비스 이용 가능

타. 비자: 해당사항 없음

파. 예방접종: 해당사항 없음

하. 공공 보건 관련 유의사항: 특별히 공공 보건과 관련하여 우려할 사항은 없음. 수돗물을 마시는 것도 극히 안전함

2. 문화적 요소 관련 유의사항

- 형식에 구애받지 않는 편안한 복장을 하도록 한다.
- 약속을 반드시 엄수한다.
- 개인의 집이나 사원에 들어가기 전 신발을 벗는다.
- 목소리를 높이거나 화를 내지 않는다.
- 공공장소에서 쓰레기를 함부로 버리거나 침을 뱉거나 껌을 씹지 않는다.
- 무단횡단을 하지 않는다.

3. 병원정보

싱가포르는 아시아에서 가장 많은 12개의 JCI인증 병원을 보유하고 있다. 싱가포르의 병원들은 높은 성공률을 자랑하며 이러한 기록들이 웹사이트에 실려 있다. 유일하게 사립병원(영리병원)들만 의료관광을 추진하고 있는 다른 나라들과 달리 싱가포르의 잘 정비된 공공 부문 병원(국영병원)들 역시 해외 환자들을 담당한다.

파크웨이그룹 헬스케어(Parkway Group Healthcare)
▸ 주소: 83 Clemenceau Avenue #10-05/06/07, UE Square Singapore 239920 www.parkwayhealth.com ▸ 전화번호: 001-65-6735-5000

파크웨이그룹 헬스케어는 파크웨이 홀딩스 리미티드(Parkway Holdings Limited)가 전액 투자한 자기업으로 싱가포르에서 해외 환자들을 적극 대상으로 하는 다음 3개의 병원을 운영하고 있는 가장 큰 사립 의료기관이다.

마운트 엘리자베스병원(Mount Elizabeth Hospital)
▸ 주소: 3 Mount Elizabeth Singapore 228510 singapore.parkwayhealth.com/hospitals/meh.asp ▸ 전화번호: 001-65-6737-2666 ▸ 승인/인증: JCI ▸ 전문분야: 심장학, 신경외과수술, 암 치료와 줄기세포 이식수술을 비롯한 30개 이상의 전문분야

1976년도에 설립된 505개 병상을 갖춘 이 제3차 급성질환 전문병원은 다양한 의료서비스를 제공한다. 이 지역의 전 사립 병원들 중 마운트 엘리자베스병원은 가장 많은 심장수술과 신경외과수술을 시행한다. 싱가포르에서 다양한 심장수술, 신경외과수술, 줄기세포 이식수술을 통해 혁신을 일으킨 최초의 병원으로 명성을 얻었다.

글렌이글스병원(Gleneagles Hospital)
▸ 주소: 6A Napier Road Singapore 258500 singapore.parkwayhealth.com/hospitals/geh.asp ▸ 전화번호: 001-65-6473-7222 ▸ 승인/인증: JCI ▸ 전공: 간 이식수술, 심장학, 정형외과수술, 부인과를 비롯한 30여개 이상의 전문 분야

원래 요양원으로 1957년에 세워진 글렌이글스병원은 150개의 전문 의료 분야와 함께 380개의 병상을 지닌 제3차 급성진료 전문병원이 되기까지 여러 번 확장을 시도했다. 이 병원은 전 분야의 의료서비스를 제공할 뿐 아니라 그 지역에서 가장 환자를 고려하는 환자 중심의 병원이 되기 위해 노력하고 있다. 글렌이글스병원은 그 지역에서 소아 환자에게 생체 간 이식을 시행한 최초의 병원이라는 영예를 얻었다.

이스트 쇼어병원(East Shore Hospitals)
▸ 주소: 321 Joo Chiat Place Singapore 427990 singapore.parkwayhealth.com/hospitals/esh.asp ▸ 전화번호: 001-65-6344-7588 ▸ 승인/인증: JCI ▸ 전문 분야: 일반외과수술, 소아과와 부인과를 비롯한 20개 이상의 전문 분야

123개 병상을 지닌 이 종합사립 급성질환 전문병원은 원래 1930년대에 산과 병원과 요양원을 목적으로 세워졌다. 그 이후에 현대식으로 여러 번 건물 확장이 이루어졌다. 오늘날 이 병원은 편안하고 내 집 같은 분위기에서 다양한 의료서비스를 제공한다. 병원의 트레이드마크는 개인 맞춤형 전용 진료이며, 간호사와 스태프들이 환자들의 필요를 충족시키기 위해 한층 더 지속적인 노력을 기울이고 있다.

• 싱가포르 헬스 서비스(Singapore Health Services – SingHealth)

싱헬스는 싱가포르 내에서 3개의 병원을 포함한 여러 공공의료시설을 운영하고 있다. 그중 싱가포르 종합 병원(Singapore General Hospital)은 가장 의료관광 발전에 이바지하는 곳이다.

싱가포르 종합병원(Singapore General Hospital)
▸ 주소: Outram Road Singapore 169608 www.sgh.com.sg/ ▸ 전화번호: 001-65-6222-3322 ▸ 승인/인증: JCI ▸ 전문분야: 성형수술, 정형외과수술, 부인의학 및 신경외과수술을 포함한 28개의 임상 전문 분야

1821년 설립된 싱가포르 종합병원(Singapore General Hospital)은 싱가포르에서 가장 오래된 제3차 급성질환 전문병원이다. 1,500개 이상의 병상과 550명의 전문의들을 지닌 이 병원은 규모 역시 가장 크다. 거의 10만 건의 수술이 매년 진행된다. 싱헬스에 의해 운영되는 이 병원은 공공 부문의 가장 대표적인 병원이라 하겠다.

V. 태국(방콕)

태국은 세계적으로 대표적인 의료관광지로 불린다. 부담 없이 최상의 의료서비스를 받기 위해 태국을 찾는 관광객이 백만 명이 훨씬 넘는다는 사실만 보아도 위와 같은 수식어가 전혀 아깝지 않다. 수십 년 동안 태국은 미국, 유럽, 해외에 거주하고 있는 태국인들의 의료관광 목적지가 되어왔다.

태국은 최상의 의료서비스를 제공함으로써 변함없는 명성을 이어왔다. 또한 우수한 의료기술을 지닌 시설과 최첨단 의료장비, 미국과 유럽에서 전문의 훈련을 마친 수많은 의료진들을 보유하고 있는 것으로 유명하다. 태국의 전문 분야는 선택 및 필수 진료이다. 그리고 세계적인 성전환수술 기술로도 잘 알려져 있다.

아시아에서 가장 처음 JCI인증을 받은 병원이 태국에 있다. 그 외에 많은 병원들이 뒤를

이어 JCI인증을 취득하거나 진행 중이다. 태국 정부는 의료관광스
왔으며 세계적인 의료관광지로서의 명성을 유지하기 위해 태二,
력하고 있다.

1. 여행정보

가. 언어: 타이어가 공식 언어이나 영어가 널리 쓰임
나. 인종: 타이인, 몬족, 크메르인, 라오스인, 중국인, 말레이인, 페르시아인, 인도인
다. 민족특성: "미소의 땅"이라 불릴 정도로 매력적이고 다정함
라. 국가정보: 제1세계 국가
마. 화폐단위: 바트(Baht)
바. 표준시간대: 국제표준시 +7(한국보다 2시간 느림)
사. 국가번호: 66
아. 사용전압: 220V(110V 변압기를 제공하는 호텔들도 있음)
자. 해발고도에 따른 위험: 해당사항 없음
차. 기후: 열대 기후로 덥고 습함. 평년 기온이 화씨 83도임
카. 통신: 보통 모든 호텔에서 팩스, 인터넷과 이메일 서비스 이용 가능. 주요 관광지역 내 인터넷 카페 역시 위와 같은 서비스 제공
타. 비자: 해당사항 없음
파. 예방접종: 해당사항 없음
하. 공공보건관련 주의사항: 도시와 주요 휴양지는 말라리아 위험 지역이 아님

2. 문화적 요소 관련 유의사항

- 왕실에 관한 부정적인 이야기는 절대 하지 않는다.
- 신당에 들어갈 때에는 단정한 옷을 입는다.
- 사진을 찍으러 불상에 올라가거나 불상에 무례한 행위를 하지 않는다.
- 태국 사람과 인사할 때에는 악수를 하지 않으며 대신에 기도하는 것처럼 두 손바닥을 함께 모은다.
- 태국 사람의 머리 위를 만지지 않는다.
- 공공장소에서 애정행각을 벌이지 않는다.

3. 병원정보

태국에는 약 400개의 병원이 있으며 이 중 대부분이 공공국유시설이다. 대략 국내 10개에서 15개의 병원들이 해외 의료서비스를 장려한다. 이 중 대다수의 병원들이 방콕 내 혹은 주변에 위치해 있다. 범룽랏병원(Bumrungrad International)은 의료관광객들을 위한 가장 세계적으로 인정받는 병원이라 할 수 있겠다.

범룽랏병원(Bumrungrad International)

- 주소: 33 Sukhumvit 3(Soi Nana Nua) Wattana, Bangkok Thailand 10110
  www.bumrungrad.com/Overseas-Medical-Care/Bumrungrad-International.aspx
- 전화번호: 001-66-2-667-1000
- 승인/인증: JCI(아시아에서 최초로 JCI인증을 받은 병원), 태국 병원승인위원회(Hospital Accreditation Board of Thailand)
- 전문분야: 심장학, 신경학, 정형외과, 성형수술, 일반외과수술, 여성 건강, 건강검진, 치과 및 출산 등을 포함한 30개 이상의 전문 분야

범룽랏병원은 *Time*지와 *Newsweek*뿐만 아니라 NBC의 *Today Show*와 *60 Minutes*라는 프로그램에서도 소개되었다. 550개 이상의 병상을 갖춘 이 병원은 동남아시아에서 가장 큰 병원으로 40만 명 이상의 해외 환자를 포함, 1년에 백만 명 이상의 환자들이 이곳을 방문한다. 해외환자진료센터는 거의 200개 나라에서 온 의료관광객들을 관리한다.

파야타이병원(Phyathai Hospital)

- 주소: Phyathai 2 Hospital Building 1, 4th floor
  943 Phaholyothin Road, Samsennai Phyathai, Bangkok Thailand 10400
  www.phyathai.com/phyathai_english/home.php
- 전화번호: 001-66-2-617-2444
- 인증/승인: 태국 병원승인위원회(Hospital Accreditation Board of Thailand)인증, ISO 9001, 14001, 18001, HACCP(Hazard Analysis Critical Control Point) 위해요소 중점관리기준 승인
- 전문분야: 파야타이 심장센터(Phyathai Heart Center)는 하버드 국제진료사업단(Harvard Medical International)과 협약을 맺음으로써 1998년에 세워졌다. 그 외 성형수술, 관절교체술, 인공수정, 신경학, 여성 건강, 라식, 치과, 피부과 등 여러 전문 센터와 클리닉이 운영되고 있다.

1987년에 설립된 파야타이 제2병원(Phyathai 2 Hospital)은 파야타이 그룹이 운영하는 3개 병원 중 두 번째로 큰 병원이다. 두 개의 건물로 이루어진 이 병원은 현대 의료기술과 장비를 갖춘 76개의 검사실을 포함한 550개 병상을 갖추고 있다. 또한 매일 2,000명가량의 환자들을 담당한다. 의료관광객들에게 각종 다양한 서비스를 제공하도록 국제관계센터(International Relations Center)가 설립되었다. 해외 환자들을 위해 마련된 국제 병동은 편안한 거실과 인터넷 사용이 가능한 현대 유럽풍 디자인의 병실을 자랑한다.

피야벳병원(Piyavate Hospital)
▸ 주소: 998 Rimklongsamsen Rd. Bangkapi, Huay-kwang, Bangkok, Thailand 10320 www.piyavate.com ▸ 전화번호: 001-66-2-625-6600 ▸ 승인/인증: ISO 9001:2000 ▸ 전공: 퍼펙트 심장 연구소(Perfect Heart Institute)를 비롯한 정형외과, 성형외과, 치과, 암, 여성 건강전문센터가 있다.

이 27층짜리 시설은 1993년에 문을 열었다. 현재 300개의 병상을 마련하기 위해 확장 공사 중이며 이 중 50%가 해외환자를 위한 시설이다. 의료진들은 잘 훈련된 공인 간호사, 기사, 행정 직원뿐 아니라 미국과 태국 위원회에서 인증을 받은 의사들로 구성되어 있다. 이 병원은 또한 현대 의료기술과 최첨단 의료장비를 이용한 질 높은 의료서비스를 제공한다. 2004년 이후로 "센터 오브 엑셀런스(Center of Excellence)"를 차지한 피야벳 병원은 다른 의료서비스 외에도 질 높은 전문 의료서비스 제공에 힘쓰고 있다.

방콕병원(Bangkok Hospital Medical Center)
▸ 주소: 2 Soi Soonvijai 7, New Petchburi Road Bangkapi, Huay Khwang, Bangkok, Thailand 10310 www.bangkokhospital.com/eng/index.aspx ▸ 전화번호: 001-66-2-310-3000 ▸ 승인/인증: 4개 병원 모두 JCI인증 취득 ▸ 전공: 심장학, 신경학, 성형외과 및 부인과를 포함한 16개의 전문 센터

이 최첨단 의학복합시설은 다양한 의료서비스를 제공하는 4개의 병원으로 구성되어 있

다. 이 센터에는 650명 이상의 의사들이 일하고 있으며 이들 중 상당수가 해외에서 훈련을 마치고 자격증을 취득하였다. 개인 맞춤형 진료를 특화한 이 병원들은 다양한 편의시설과 서비스를 제공한다. 이 병원들 중 하나인 방콕병원(Bangkok International Hospital)은 유일하게 해외 환자들을 위해 세워진 태국 최초의 병원이다. 이곳에서 일하는 의사와 간호사 모두 영어를 유창하게 구사하며 원활한 의사소통을 위해 통역 서비스가 준비되어 있다.

사미티웨이 종합병원(Samitivej Hospital) – 스쿰빗 소재
▸ 주소: 133 Sukhumvit 49, Klongtan Nua, Vadhana, Bangkok, Thailand 10110 www.samitivej.co.th/sukhumvit/aboutus_en.aspx ▸ 전화번호: 001-66-2-711-8000 ▸ 승인/인증: 태국 병원승인위원회(Hospital Accreditation Board of Thailand) ▸ 전공: 치과, 피부학, 심장, 뼈와 관절, 성형수술, 라식, 건강 증진, 일반외과수술, 여성 건강, 심미학 연구를 포함한 전문 클리닉 운영

1979년에 설립된 이 병원은 270개의 병상, 7개의 검사실, 1,200명 이상의 간병인들을 보유하고 있다. 최첨단 의료장비와 숙련된 의료진들로 이루어진 이 병원은 성형수술부터 제3차 진료에 이르기까지 다양한 서비스를 제공한다. 국제 부서에서 해외 환자들을 관리한다. 이 복합 의료시설은 세븐일레븐과 스타벅스와 같은 편의점과 판매점도 운영하고 있다.

참고문헌

1. 국내 문헌

강성욱(2005), "의료서비스 개방 논의와 시사점," 삼성경제연구소.

고은지(2005), "의료서비스 산업의 환경 변화와 향후 전망," LG경제연구원.

김명희 외(2010), 의료 사유화의 불편한 진실, 후마니타스.

김소영(2006), "영국 NHS 제도의 현황과 문제점 그리고 최근 개혁 동향," 서울대학교 의과대학 의료관리학교실.

김주영(2008), "미국의 의료 개혁: 보건 경제학의 관점에서," 국제노동브리프.

김주영(2008), "영미권 3국의 의료제도 비교," 국제노동브리프.

김창엽(2005), 미국의 의료 보장제도, 한울아카데미.

나종일 · 송규범(2005), 영국의 역사(상 · 하), 한울.

문성민(2010), 의료관광 들여다보기, 대왕사.

박영숙(2010), "2015년 '의료관광의 전성시대' 열린다," 유엔미래포럼.

백광(2005), "외국의 의료관광 추진 현황 및 시사점," 한국관광공사.

산업조사팀(2006), "아시아 의료관광산업의 성공 사례 및 시사점-인도, 태국, 싱가포르 사례를 중심으로," CEO Report.

삼정KPMG 경제연구원(2009), 의료 전쟁, 올림.

소광섭(2006), "영국 NHS의 성립 배경에 관한 연구," 한국보건복지학회 보건과 복지 제8집.

손기태 · 김민희(2009), "싱가포르 의료관광산업 발전과 시사점," KIEP 지역경제포커스.

손수진(2009), "의료관광(Medical Tourism) 산업 활성화 방안에 관한 연구," 한국문명학회 문명연지 제9권 2호.

신장섭(2010), "동남아 전략 산업 분석: 의료관광-현황과 정책적 시사점," 경제 · 인문사회연구회 세계지역종합연구협동연구총서.

아널드 S. 렐만(2008), 시장과 이윤을 넘어선 미국의 전국민 의료보장을 위한 계획, 조홍준 역, 아르케.

에릭 프라이(2004), 정복의 역사, 추기옥 역, 들녘.

오화석(2007), 슈퍼 코끼리 인도가 온다, 매일경제신문사.

우봉식 · 강한승(2010), 의료관광산업개론, 대왕사.

유신애(2006), "2006 외국인 환자 진료 현황 및 향후 추진 방향," 삼성서울병원 외국인진료센터.

이상이 외(2008), 의료 민영화 논쟁과 한국 의료의 미래, 밈.

이세린(2009), "인도 의료산업의 현황 및 전망," 한국수출입해외경제연구소.

전혜진 · 이희승 · 김기홍(2008), "21세기 신성장동력 서비스 산업인 의료관광 수출활성화 방안에 관한연구," 통상정보연구 제10권 4호.

정재완 · 홍수연(2006), "태국의 의료서비스 허브 추진 동향과 시사점," KIEP 오늘의 세계 경제.

조유진(2006), "싱가포르와 태국의 의료관광 현황," 한국무역협회 무역연구소.
조찬호 외(2010), 한국 의료관광의 미래, 청람.
최기춘 외(2006), "외국의 보건 의료 체계와 의료보장제도 연구," 국민건강보험공단 연구보고서.
최기형(2005), "레바논 · 중동 의료관광 허브로 부상," KOTRA.
최은숙 · 이춘지 · 이해준(2008), "인도의 보건의료체계에 관한 연구," 아시아연구 제3호, 경북대학교 아시아연구소.
최인덕 · 주영구 · 곽명신(2008), "영국 국외 출장 보고," 국민건강보험공단.
최진희(2009), 의료시장을 움직이는 생각의 시작 C A R E, 삼성경제연구소.
한동운(2004), "필리핀의 보건의료제도-빈곤과 건강-," 보건간호소식지.
한태 상공회의소(2009), 태국 의료관광산업 현황.
해리 H. 힐러(2000), 캐나다 사회, 김은기 · 이미림 역, 고려대학교출판부.
홍석표(2001), "영국 NHS와 우리나라 건강보험의 성과 평가 체계 비교," 보건복지 포럼 통권 제62호.

2. 국외 문헌

______, *Patients Beyond Borders* (India Ed.), Healthy Travel publication.
______, *Patients Beyond Borders* (Singapore Ed.), Healthy Travel publication.
______, *Patients Beyond Borders* (Thailand Ed.), Healthy Travel publication.
Bangalore(2004), "Medical Tourism Can Be the Next Goldmine for India," *Business Line*, Nov. 16.
Bookman, M. Z. & Bookman, K. R.(2007), *Medical Tourism in Developing Countries*, Macmillan India Ltd.
Boychuk, G. W.(2008), "National Health Insurance in the United States and Canada, Race, Territory, and the Roots of Difference," Georgetown UP.
Cook, S, Peta(2007), "What Is Health and Medical Tourism?," Humanities Research Program, Queensland University of Technology.
Danell, C. Sara & Mugomba Chipo(2006), "Medical Tourism and Its Entrepreneurial Opportunities-A conceptual framework for entry into the industry," *Tourisn and Hospitality Management Master Thesis*, No.2006: 91.
Forgione, D. A. & Smith, P. C.(2007), "Medical Tourism and Its Impact on the US Health Care System," *Journal Of Health Care Finance*.
Goodrich, J. N. & Goodrich, G. E.(1987), "Health Tourism: An Exploratory Study," Tourism Management.
Hancock, David(2006), *The Complete Medical Tourist*, John Blake.
Henderson, J. C.(2004), "Healthcare Tourism in Southeast Asia," *Tourism Review International*.
Laws, E.(1996), "Health Tourism: A Business Opportunity Approach," Clif, L. S. & Page, S. J.(Eds.), *Health and the International Tourist*, Routledge, London.
Phelps, David(2004), "Mayo Is Seeking Patients," Star Tribune, September 12.

Reinhardt, E. Uwe(2001), "The United States Health-Care System," University.

Smith, Scott D.(2003), "Mayo to Open Clinic in Middle East to Recover Lost Business," *The Mineapolis/St. Paul Business Journal*, July 18.

The U.S. Health Care System "Best in the World, or Just the Most Expensive?," The University of Maine.

Woodman Joseff(2009), *Patients Beyond Borders* (Malaysia Ed.), Healthy Travel publication.

Yap, Jason(2006), "Medical Tourism/Medical Travel," SMA News, May, Vol38(5).

3. 보고서 및 언론자료

OECD Health Data(2009)

노컷뉴스 http://www.nocutnews.co.kr/

더닥터 http://www.thedr.co.kr/

데일리안 http://www.dailian.co.kr/

딜로이트 http://www.deloitte.com/

문화체육관광부 http://www.mcst.go.kr/

보건복지부 http://www.mw.go.kr/

한국보건산업진흥원 http://www.khidi.or.kr/

의약뉴스 http://www.newsmp.com/

의협신문 http://www.doctorsnews.co.kr/

코리아위클리 http://www.koreaweeklyfl.com/

포커스인아시아 http://www.focusinasia.com/

한국의료관광협회 http://www.koreamedicaltour.org/

한아시아 http://www.hanasia.com/

지은이 소개

권은경

2000년 2월 한림대학교 영문과 석사학위 취득

2005년 2월 한림대학교 영문과 박사학위 취득 후
동 대학 및 송곡대학, 한림성심대학에서 강의

2009년~현재 한림대학교 의료관광인재양성센터 객원교수

영어권 의료관광 문화의 이해

초판 발행 2011년 3월 22일

지은이 권은경
펴낸이 고화숙
펴낸곳 도서출판 소화
등록 제13-412호
주소 서울시 영등포구 영등포동 7가 94-97
전화 02-2677-5890
팩스 02-2636-6393
홈페이지 www.sowha.com

ISBN 978-89-8410-408-2 93320

값 15,000원